养气血就是养命

女人一生的健康密码就是养气血

吴向红 / 著

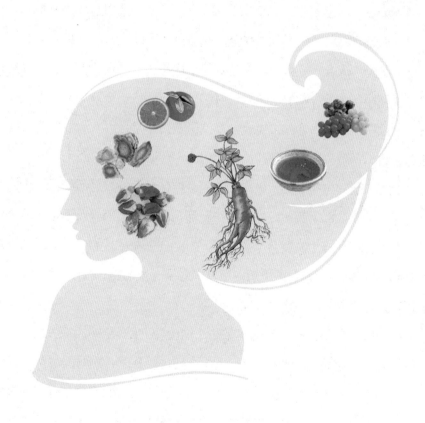

江西科学技术出版社

养气血就是养命

现如今生活节奏越来越快，人们的生理和心理都承受着巨大的压力，如果你经常精神萎顿、神思涣散、头昏眼花、心悸气短、疲倦乏力，千万不要简单认为是压力过大和缺少休息的缘故，其实这是气血不足惹的祸。如果把人体比作生长的植物的话，气就是阳光，血就是雨露，二者共同作用于人体，使其苗壮成长。一旦气血不足，将导致人体机能全面性溃败。所以，养气血就是养命。

尤其是广大女性，由于女人特殊的生理结构，以致耗损气血的情况很多。暂且不说怀孕、分娩、哺乳，单是每月必到的例假，就会消耗大量的气血。气血耗损，易致阴阳失调，冲任二脉也会受到影响，这是妇科疾病多发的原因。所以就中医来讲，调理气血成为治疗妇科疾病的重要原则之一。

此外，女人天生爱美，多少女人为了留住美丽的容颜而绞尽脑汁，不惜抹上大量昂贵的护肤品。其实，再多的护肤品也拯救不了因气血不足、不通带来的皮肤问题。因为长痘、长斑甚至肥胖等无一不与气血密切相关。中医自古就有女子"以血为主，以血为用"的论调。所以，对于女人而言，气血便具备了双重意义：它不仅是健康的保障，也是美丽的保证。

气血究竟应该怎么养？这也是一个很重要的问题。按中医的说法，"气为血之帅，血为气之母"，血常常受到气的影响，因此气、血两虚常常相伴而来，可见气、血有着密不可分的关系。生活中，不少女性都会意识到养血的重要性，比如注意多吃能够造血、养血的食物等。但养血要先益气，恢复元气才是关键。脾主生气，健脾补气才能调节血液在身体里的运行，使血气更加充足。

要想养好气血，先要认识气血。本书主要分三大部分讲述了气血对健康的重要性，以及有效调理气血的方法。上篇让你真正认识到什么是气血，气血对人体的重要性，生活中哪些不起眼的坏习惯会导致气血失和，进而引起女性痛经、神思倦怠等问题的产生。同时还详细阐述了应对不同症型的气血失和的症状的解决方法，尤其是穴位治疗法。中篇则讲到了所有女性都比较关心的脸色问题，气血不好就会出现面如菜色、痘痘和色斑等问题。本篇介绍了最具特色的花养女人小验方和根据女性生理周期护肤的小妙招，让你轻松拥有好皮肤。下篇依然论述了广大女性朋友最为关心的话题之一——减肥，深入讲解了气血和肥胖之间的关系，气血不通，导致瘀滞，进而会产生肥胖。此篇结合女性一生不同时期的不同特点，有针对性地介绍了健康的运动和减肥方式，通畅气血，从而能健康塑身。

女人从 35 岁开始就要注意养生了，而养生归根到底就是养气血，气血养好了，逆生长也未必不可能。自己平时在生活中要是勤于保养，一些小病小痛甚至可能会不药而愈。但是"保健靠自己，看病找大夫"，如果病情严重，切不可自行诊治，也不可延误病机，需要及时就诊，因为任何的调理方都不能代替医生的作用。医学讲究"预防为主"，希望本书能让你真正重视起你自己的身体状况，不要无视问题，更不要讳疾忌医，相信对自己负责的你一定会将本书视为珍贵的朋友。本书是北京市广安门医院妇科主任吴向红教授的力作，吴教授有扎实的中医理论作为基础，让大家调养身体的同时又能领略中医的魅力。若你对待生活细致耐心，相信生活也不会亏待你，平时调养好气血，好身体自然相伴。

编者谨识

女人要健康，最好的医生是自己

随着生活水平的提高，人们开始觉醒：什么都不重要，只有身体健康才是头等大事。的确，没有谁会愿意承受病痛的折磨，谁都希望拥有一个健康的身体去尽情地享受人生。但是对于女性而言，除了健康，更希望自己拥有曼妙的身姿、红润的容颜、水嫩的肌肤、脸上无痘无斑……

作为一名在临床工作近 30 年的医生，我真的希望能够通过我的工作，让我的病人远离病痛，健康愉快地生活。可是现状是，求医的病人越来越多，各大医院的门诊门庭若市，一号难求。面对这样的现状，作为一名普通的医生，我能做什么？在门诊做一对一的宣传？面向基层宣讲健康？到电台、电视台做健康养生节目？通过微博等网络做医学科普？但对于庞大的患者人群，这样的宣传仍然是杯水车薪，我们的社会对医学知识的科普力度已大大落后于人们的需求。然而更为可怕的是，网络上对医学科普门槛几无要求，各种打着"中医养生"的内容名目繁多，随便拼凑一些内容，不辨真假就推送给读者，没有医学知识的人往往无从判断对错，很多人因为错信了一些网络传言而耽误了病情，甚至有的带来了生命危险。大众急需一些正确的医学信息和医学理念的指导。而我作为一名医生，希望以我多年积累的医学知识和经验，能给广大的女性朋友提供更多正确的健康理念，让女性朋友们能健康快乐地生活。

　　我想，女性朋友们一定想知道：是什么"偷走"了我们的美丽与健康？为什么"大姨妈"会让人痛不欲生？为什么"斑"和"痘"会在脸上聚集？为什么明明已经吃得很少了还越来越"丰腴"？

　　治病求"因"。任何疾病的发生都是有原因的，如果您了解一些养生保健常识，消除生活中对身体不利的隐患，就可能防患于未然；人体的疾病都是有迹可寻的，如果您了解一些医学知识，仔细观察，那么，身体上的任何一点风吹草动都可以早发现、早干预。

　　即便是病了，"三分治七分养"，也是需要通过调养才能康复。所以，要健康，最好的医生是自己。

　　写这本书的目的，就是想让女性朋友们了解到"调情志、和气血、适寒暑"是健康的基础。书中介绍的食疗、药饮、足疗、脐疗等取材方便，穴位按摩、艾灸等手法简单易学，掌握这些养生保健手段可以让您"不痛经、无色斑、好身材"。

　　衷心祝愿天下所有女性都健康、美丽、幸福！

吴向红

2015 年 11 月于北京

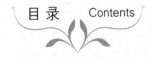

目录　Contents

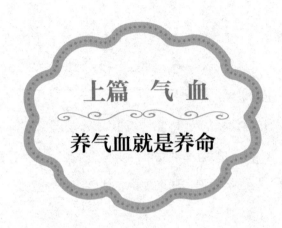

上篇　气血

养气血就是养命

第五章 人体自有特效药，穴位按摩，让气血活起来

中篇　脸色

给自己一个好脸色

第六章 "面子"为什么频繁出问题

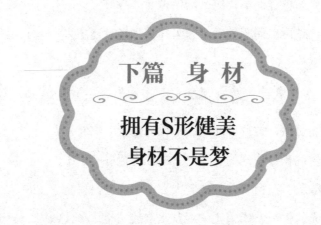

下篇 身材

拥有S形健美
身材不是梦

第十一章 气血通畅，才能享"瘦"生活

上篇 气血

养气血就是养命

现实生活中，很多人都或多或少地存在气血问题。脸色暗黄没有光泽，失眠，刚发生的事转脸就忘，身材走样，整个人看起来病恹恹的，更甭提什么"精气神儿"了。如果你出现了这些症状，多半是气血出了问题。气血要么不足、要么瘀滞，这都会让你爱生病、老得快。那么，怎样才能摆脱这些恼人的气血问题？究竟平时应该怎样调养才能拥有充足又通畅的气血呢？

第一章

气血到底多重要，气血不好究竟表现在哪些方面

　　面色无光、整天有气无力的、甚至"大姨妈"都不正常了……你是不是经常被这些问题困扰呢？如果是的话，你就要关心你的气血了。因为出现这些问题，往往都是气血出了问题。气血连贯着全身，气血不好了，各种毛病都会找上门。因此，要让气血成为一汪"活水"，不仅要充足，还要流畅，来滋养我们的全身，气血好了，好气色自然来。

让气血成为"活水"，
不仅要充足，还要流畅

　　不管是男人还是女人，每当生病表现得虚弱的样子的时候，总是会被人嘲笑为"林妹妹"。《红楼梦》中的林妹妹黛玉是名副其实的"病美人"，她总是一副弱不禁风的样子，连她自己都说："从会吃饭时便吃药。"因为天生身体就虚，有"不足之症"，一直吃着"人参养荣丸"。这个药是治疗气血两虚的。林妹妹气虚又血虚，看书中描写的她的样子就知道，脸上没有血色，说话声音也小，中气不足。再加上她那多愁善感的性格，总是皱着眉头，在寻思、烦恼着什么，整天郁郁寡欢，经常伤心流泪。这对于她那虚弱的身子骨就更是雪上加霜，最终落得一个早逝的凄苦结局。

　　那气血为何如此重要呢？中医认为，人体以气血为本，气血是人体维持正常生理机能的物质基础，是男人女人都需要的。但为什么要特别强调女性的气血尤为重要呢？这是由女性的生理特点决定的，生产、月经、哺乳等，都会使女性耗费大量的气血。如果不及时补充，就会造成气血亏虚，气血一旦亏虚，不仅容颜会受影响，还会

"林妹妹"总是病恹恹的主要原因就是气血两虚。气血对女人来说至关重要，气血好，脸色才能红润，疾病才不会找上门。

出现很多其他疾病。

《黄帝内经》中提到："气血失和，百病乃变化而生。"从女性月经方面来说，气血不足，就会造成月经迟来、量少、经血稀而颜色浅。月经过多，又可能反过来造成气血不足。所以"补气血"非常重要。气血不足的人可以适当多吃红枣、人参、黑豆、胡萝卜、金针菜、南瓜、山药等，这些食物有助于生血补血。

补气血是养颜祛病的基础，但是气血补足了我们还要让它活起来。人的身体就如一汪泉水，得有活水从泉眼里汩汩不断地往外流。血就像水，而气就像托水上流的动力。如果血少了，泉水就会干枯；如果气不足，就成了一潭死水，毫无活力。所以，不光要"补"，还要"养"；不光要"养血"，还要"调气"。因为"气为血之帅"，气行则血行，气滞则血滞，气顺则血和，气逆则血逆。如果只知道补血不知道调气，那补进去的血就会堆在一起，久而久之就可能成为瘀血、血块，如同地基还没打牢就开始造楼一样，添再多的砖瓦也会有倒塌的一天。地基就是气，砖瓦就是血，气充足了血才能有所用，才能活起来，才能润养我们全身。所以，明代医家汪石山就说过："调经莫先于养血，养血莫先于调气。"益气补血是女人调经的关键。

那气血究竟应该怎么补又该怎么养呢？首先，补气血应多吃一些有益气血的食物。一日三餐，我们总离不了一个"吃"字，在"吃"的方面下功夫，既美味又轻松。其中，第一个宝贝是偏重补血的大枣，被誉为"百果之王"。中医认为大枣味甘、性温，入脾经、胃经，有补中益气、补血养血的功效。清代的《本草崇原》中说："大枣补身中之不足，故补少气而助无形，补少津液而资有形。"无形即是气，有形即是血，所以大枣是补养气血的佳品。大枣虽好但莫多吃，从调养的角度看，每天 3 ~ 5 个枣，煮熟或蒸熟吃，长期坚持吃就可以起到很好的效果。第二个宝贝就是偏重补气的人参。人参是补气的第一要药，它味甘、微苦、性温，归脾、肺、心、肾经，有大补元气、复脉固脱、补脾益肺、生津养血、安神益智的作用。但有人服用人参后会出现上火的情况，这类人可以选用西洋参。第三个宝贝是气血双补的桑葚。桑葚的主要功效是滋阴养血，并且气血双补。但由于桑葚性寒凉，吃得过多会导致腹痛，所以经期最好不要吃，平时吃也要适量。

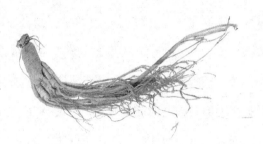

人参被人们称为"百草之王"。人参具有大补元气、复脉固脱、补脾益肾、生津止渴、安神益智之功效。

其次，补气血还要注意"养"。我们补气血不能一边补一边"漏"，还要守得牢、藏得住。要想藏好血，就得好好对待肝，因为肝是藏血的器官。凌晨 1～3 点是肝经值班的时间，所以在此之前入睡，肝才能藏好血。喜欢熬夜的朋友们可要注意了，要想气血好、身体好，拒绝做"夜猫子"也是很重要的。

可以说，益气补血是健康的关键，只有打好气血这个根基，才能让健康的摩天大厦稳稳矗立；否则，再怎么调理都只是在摇摇欲坠的大厦上做一些无关紧要的修补而已。

"血、气、经络"，
调养气血的"水、动力和管道"

　　女人除了上班，还要照顾孩子，操持家事，一个人顶起家庭的半边天，可谓做女人难。可比女人更难的则是痛经的女人！每个月"大姨妈"造访的那几天，痛得吃不下、睡不着，偏偏又没有什么特效药，总想着自己能不能熬过去，但是数着时间却觉得肚子更疼了……

　　痛经有很多原因，其中"不通"是主要原因之一。月经，以通为贵，"不通则痛"。意思就是月经期间以气血通畅为好，若是不通的话就会引起疼痛。一般来说，引起不通的情况主要有两种：一种是血瘀，一种是气滞。通俗来说，月经就是身体排出旧血、产生新血的过程，此时一不注意就会形成血瘀。像有些女生经常吃一些寒凉的食物或是冷饮，就容易产生内寒，导致血行不畅，形成血瘀。现代女性面临工作和家庭的双重压力，长期心情压抑也会导致肝气不疏，造成气滞。

　　经期需要消耗大量的气血，所以很多人一味地用红枣、阿胶等食物补血，殊不知瘀血不散就进补的话会有很大的危害。一方面，瘀血内存导致经络不通，这时进补，就好比下水道堵塞了，还继续拼命向里面灌水，只会越来越堵。瘀血存留体内就可能化为热毒，引发上火。有些人在经期大枣、阿胶进补一通后，嘴上长疮、脸上长痘痘就是这种情况。另一方面，中医讲"旧血不去，则新血断然不生"，瘀血久积不散则会导致新血无法形成，全身的脏腑得不到新血的滋养就会功能失调。尤其是子宫，气滞血瘀，胞脉闭阻极易导致子宫内组织病变，甚至形成肿瘤。可见，气血畅通是全身器官协调运行的保障，气血以通为贵，通畅的情况下再补才有意义。

保证气血畅通，首先要从防寒保暖开始。中医名著《诸病源候论》中提出："寒则血结，温则血消。"类似水受冷就会凝固结冰一样，寒邪入侵会导致血流缓慢，血液凝滞则会形成血瘀。那如何防寒呢？要注意从日常生活做起，平时不吃或少吃寒凉的食物，冷了及时穿衣。有些美女为了展示身材，寒冷的冬天也只穿薄薄的一件单衣，这样极易使寒气入侵，从而导致气血不畅。同样，为了贪图口福，经常贪食生冷寒凉的食物，也容易因寒凝血瘀加重气血不畅。因此，女性朋友应注意添衣忌口，尤其在经期要避免淋雨、涉水，防止下半身受凉。在冬季，人体气血不足就易被寒邪入侵，可选阿胶滋补暖身。阿胶是平性药，不是温性药，那为什么阿胶会有暖身养生的作用呢？这是因为阿胶有补血滋阴的作用，正气足就可以抵御寒邪的入侵，所以冬季暖身适合选用阿胶。然而阿胶类滋补作用虽强，但比较滋腻，脾胃虚弱、湿气重、舌苔厚腻的人不宜服用。

除了防寒之外，还要防止气滞。平时最好穿宽松型的衣服，太紧会让气阻滞不行。在电视或电影中，我们经常看到许多道家弟子穿着长及腿腕的宽大道袍，就是为了防止气滞，保障气血畅通。此外，现代人压力过大，常常导致肝气不疏，这样也会导致气滞。这时最好的解决办法就是保持心情愉快，找找乐子、听听音乐、看看搞笑节目、找三五好友聊聊天。心情好了，气也就顺了。

此外，运动也是疏通身体气血不可或缺的一环。很多人以为经期运动会造成盆腔压迫充血，所以经期不适合运动。其实不然，中医有种说法，叫作"动则生阳"，阳气充足才能很好地促进气血的运行。反倒是一些白领因为久坐少动，容易导致气血瘀堵，所以经期运动是有一定好处的。但由于经期是女性的特殊时期，所以运动要适量。应选择一些动作轻柔的运动，像瑜伽、散步等，而且运动时间不宜太长。

除了血瘀和气滞引起的"不通"会导致气血不畅外，"虚"也有可能引起气血不畅。"虚"主要指气虚和血虚，可把气和血比作压力和水。气亏了，就相当于管道的压力泵没有了压力，没有压力水流也不会顺畅，血虚了，就相当于管子里头的水不够，只有压力没有水，管道再通也是惘然。所以，水、压力和管道也就是血、气和经络一定是互相配合的。若不弄清病因就盲目吃一些活血化瘀的药，往往会事倍功半。所以，治疗气血不畅一定要弄清病因。如果是气虚就要补气；如果是血虚就要养血；如果是经络不通，我们也要分清经络因为什么不通，是血瘀还是气滞？——都弄清楚，这样才能对症下药。

打通任督二脉，不仅做侠女，更要做美女

看过金庸武侠小说或电视剧的人一定对"任督二脉"耳熟能详，因为金庸笔下的武林高手在打通任督二脉后，武艺就会大为精进，甚至成为绝世高手。他们内力超群，抬手能卷起落叶龙卷风，纵身能在空中呼啸驰骋。当然，这些夸张的描写是违背物理学原理的。不过从中医的角度来看，任督二脉的确对人体非常重要，而其中的任脉对女人来说更是非常重要的一条经脉。

医学大家李时珍写过一本专著叫《奇经八脉考》，里面是这样论述任脉的："任脉起于会阴，循腹而行于身之前，为阴脉之承任，故曰阴脉之海。"说的就是任脉作为奇经八脉之一，被称为"阴脉之海"，具有调节全身诸阴经经气的作用。对于女人来讲，它最主要的两个作用就是调节月经和主生殖。当任脉畅通、气血充足，女人的月经就会顺畅，经期也不会肚子疼，生殖系统功能也会很好，会非常有女人味。

当然，要想气血通畅，仅仅靠任脉畅通是不够的，全身的经脉都必须保持通畅才行。督脉和任脉是一个循环，任脉是阴经，督脉是阳经。任脉当然重要，但也要保持督脉的畅通才行。

任脉属阴，所以跟女性关系会更密切一些。如果任脉不通，月经肯定来不了。比如到了更年期，任脉的血就不那么充足了，气也不那么畅通了，也就是《黄帝内经》中提到的"任脉虚"，这时候女人就不再来月经，也无法怀孕了。所以有些没到更年期却发生闭经的女性，就要看看是不是任脉气机

受阻造成的。另外，月经提前、量多也和任脉相关。任脉气虚的话，就相当于掌管月经的阀门失效了，无法起到固摄的作用，引起"决堤"就在所难免了。

另外，任脉不光要通畅，还需要充盈，因为经脉是用来运输养分的，只有任脉充盈了才能提供充足的养分给身体其他器官。那究竟怎样判断任脉是否充盈呢？首先要看嘴唇。任脉从胞宫，也就是从子宫起，一直往上经上腹、胸部，到达喉咙，然后环绕嘴唇一周，再继续往上走，到眼眶底散开。所以一个女人，如果嘴唇很丰满、性感、娇艳欲滴，那她任脉的气血肯定充足又通畅；如果嘴唇干巴巴的，又皱又扁，没什么血色，那可能就是她的任脉有毛病了。

只有任脉通畅充盈了，"好朋友"才能如期而至、如常而行。任脉还主胞胎，女性要想受孕顺利，怀一个健康的宝宝，任脉也得气血通畅才行。所以任脉对于女性的重要性是不言而喻的。

任脉除了对月经和生殖作用明显外，任脉和肝的关系也非常密切。原因就在于任脉要畅通，总少不了肝疏理气机这一环。肝主疏泄，人们气郁、血瘀之类的毛病大多出在肝上。如果肝的疏泄功能不正常，那任脉的气机就会受阻。所以想要任脉畅通，就得管好自己的肝气，少动怒，少抑郁，多笑笑，保持一颗平常心。

"女七男八"，《黄帝内经》说：女人的生命以"七"为节点

中医认为女人的生命都是以七年为一个周期的。为什么是"七"呢？"七"有什么特殊的含义？原来这个观点来源于中医经典《黄帝内经·上古天真论》中提到过一个很重要的定律，我们把它归纳为"女七男八"。"女七男八"的意思就是女子的生命节律跟七有关，而男子的生命节律跟八有关。它以此提醒人们：女子的生理状况每隔七年会发生一次明显的改变。

"一七"就是 7 岁时，女孩子虽然还小，但实际上身体已经开始发育，只是表现得不明显。此时肾气开始慢慢旺盛，乳牙也逐渐开始更换，而一些早熟的女孩子乳房可能也开始有点发育了。

到了"二七"，也就是 14 岁左右的时候，身体开始出现了一些比较明显的、令女孩子害羞的变化，比如初潮来临、乳房发育等。这一时期的女孩雌性激素迅速增高，卵巢功能渐趋成熟，身体从而快速发育。从中医的角度来讲，就是肾气充盛了，使得主导生殖的任脉通畅。通俗来说，将女孩子的身体比作一个蓄水池，将任脉比作通往蓄水池的小河沟，池里原来只有很少的一点水，然后随着年龄的增加，从 7 岁开始，突然蓄水池里的水就多了一些，到了 14 岁的时候河沟慢慢开始通畅，蓄水池的水就满了，水太满就需要定期泄洪。

这也就是说，女孩子大概在"二七"的时候迎来初潮，以后每月都需要排出体内的经血，就像蓄水池定期开闸放水一样。现在女孩子平均的初潮年

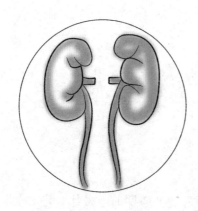

肾气盛，则月经正常来潮，生殖系统通畅完好。

龄是十三岁左右，但有些女孩子由于营养过剩、吃含激素食物过多，可能在十一二岁时就来月经了，跟古代相比发育提早了一点。

但初潮来得太早不利于身体健康。因为孩子相当于一棵根、枝、叶都完整的小树苗，是整体协调生长的。若因为一些原因，某一部分过早发育了，而其他部分没有协同跟上，这样肯定不行。所以某一部分太早发育，必然会影响其他部分的发育。因此，家长不要一味地给孩子补充营养，让孩子过早发育，这样对孩子的成长也不好。

大部分女孩子在青春期的时候，月经不是很有规律，尤其是初潮后的第一年。有的人初潮过后可能会过两三个月才来第二次月经或者按时来了以后量比较少。那么这些情况究竟正不正常呢？其实大部分青春期月经不规律都是正常的，不用太过担心，因为这时身体才刚刚开始发育成熟，各项功能都不是特别稳定，还没有形成特定的规律。但是并不是青春期所有的月经异常都是正常的，有两种情况需要特别注意：一是该来的时候不来，即刚开始来了，可是过了一年又不来了，中间连续一年多不来；一是该走的时候不走，即量特别多，并且间隔不断，或者月经来了就不走。这两种情况都是比较严重的，需要就医。一些青春期的女孩子可能平时比较羞于谈论这些问题，那么，家长就要多多关注孩子的这些异常情况，以便及时就诊。

　　人们都说"女人二十是桃花"，是说女孩子在 20 岁左右的时候，像桃花一样鲜艳。这种说法其实是有医学依据的。女人到了"三七"，也就是 21 岁左右，肾气就比较稳定了，这时，身体各方面的功能，包括中医所说的肾气功能，也就是西医所说的生殖功能都已经完全具备了，阴阳也处在一个非常和谐的阶段。这个时候的女人，恰是一生中花开正盛、风华正茂的最美时期。

　　有一种说法认为女人在 22 ~ 28 岁期间生的孩子是最健康、最聪明的。当然聪明与否没有一个绝对的评价标准，不过"三七"和"四七"这两个节点之间是女人的最佳生育年龄，这点是没有异议的。"四七"的时候，即 28 岁左右，女人还处在鼎盛的阶段，整个身体的发育到了最完美的时候，这个时候的生育能力是最强的。在最适合的时间所生的孩子当然健康成长的概率就比较大，所以适龄生育无论是对孩子还是对大人来说都是非常必要的。

　　有人说，35 岁是女人的一个坎，35 岁一过，女人就迅速地衰老下去了。这是因为，女人到了"五七"这个阶段就迎来了一个转折点，即"阳明脉

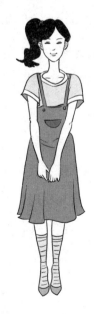

20 多岁是女人身体最和谐的一个
　　阶段，是女人一生中最美的时候，
　　也是女人孕育宝宝的最佳年龄。

衰"。通俗来讲，就是阳气衰落，鼎盛时期已经过去，身体开始慢慢走下坡路了。现代医学认为，女性在35岁以后，卵巢功能开始减退，性激素分泌减少，这样会导致人容易衰老。而准备生孩子的女性朋友在这个时候也要特别抓紧，因为卵巢功能衰退会影响正常排卵，而且卵子的质量也会下降从而影响生育。

我们经常看到一些年轻时美若天仙的女明星，在年过40之后就迅速地衰老下去，皮肤开始松弛，无论如何修饰化妆也不能掩盖迅速老去的容颜。那为什么上了一定的年纪后，皮肤就开始松弛了呢？女人一旦到了"六七"这个阶段，也就是42岁左右，人体的各项机能都开始走下坡路，肝、脾、肾的功能也随之下降，头发开始变白，皱纹也开始慢慢显现，这个时候就要开始注意保养了。从中医养生的角度来看，女人35岁就应该开始养生，到42岁就必须警醒了。女人要对自己的身体负责，只有平时在一些小的方面注意保养，疾病才不会找上你。

到了一定年龄的女性，会发现月经量在慢慢减少，直到某一个时间月经完全停止，这就是我们所说的绝经现象。古时一般认为女性到了"七七"，也就是49岁左右就会绝经，现在的平均绝经年龄是48岁，与古代差不多。绝经以后，虽然说吃的跟原来一样，运动也跟原来一样，但是身材特别容易走形，如果不加注意，肚腩也会慢慢长出来。同时，卵巢功能逐渐退化，生育功能也就画上句号了。虽然有少部分女性可能会有第二春，但是对于绝大部分女性来说，绝经意味着衰老的到来。

一般来讲，在发育充盛以后，从"三七"到"六七"这个阶段，月经的总体情况都还好，"六七"以后随着整体机能的下降，月经就开始不好了。那么在这个时候，有两种情况要引起注意：一个是该来的不来，就是出现异常，提早闭经的状况；一个是该走的不走，月经来了超过一周以上甚至半个月、一个月都不干净，或者是本来已经停经一年以上了，后来又突然出血的状况。这两种情况都必须咨询医生，尤其是后者该走的不走，比该来的不来更严重。因为这个时候卵巢功能已经退化，子宫内膜失去了孕激素这一保护层，子宫内膜病变的概率就比较高。所以，阴道不规则出血和绝经后出血就有患子宫内膜癌的风险，大家一定要高度重视，及时就医。

Tips

五脏安，"大姨妈"才能正常、规律

从中医的角度来讲，月经跟五脏紧密相关，其中与肾、肝、脾关系更为密切。肾是主导，因为肾主生殖，肾气充盛后，月经才会来。而且肾主藏精，精血互生，若肾气受损，就会导致月经量减少，甚至闭经。而脾统摄血液，让血液按照正常的周期、规律来运行，所以要想月经正常，脾也要非常健康才行。"女子以肝为先天"，肝为血海，妇女行经会导致一定量的血液流失，若肝失疏泄，气血不和，就会导致月经不调。

女人比男人活得长的原因，竟然是因为它！

月经有很多有意思的叫法，比如许多女性朋友把来月经叫"麻烦"或"倒霉"。因为一来月经，情绪就会不稳定，爱发脾气，又不能碰冷水，不能洗澡，还有很多人受到痛经的困扰，给生活带来很多不便，自然是很"麻烦"，很"倒霉"了。虽说来月经会给生活带来一些不便，但它却是身体机能的一种表现，月经月月如期，说明脏腑功能正常，子宫内膜定期脱落修复，周而复始，维持正常的生理机能。

从中医的角度来看，肝主疏泄，是最主要的排毒器官。肝经的循行路线起于足大趾，经过大腿，"结络于阴器，络诸筋"。也就是说，肝经是汇聚于女人的阴部的。女人因为有月经，每当肝经有邪气积聚时，都会被它给冲走。肝积聚的毒素少了，气就会顺畅，所以女人总比男人温柔，寿命也比男人要长。由于女人每个月定时失血，这使得身体的造血、换血能力得到锻炼。许多因车祸等原因而导致失血过多的女性，在等待救护的过程中要比男性坚持的时间更长，原因也在这里。由于女性的气血能得到及时更新，加上雌激素对人体的作用，所以患心脏病、高血压、血栓的概率也比男性低。

很多女性朋友都有这样的经历，就是一来月经，脸上就会长痘痘；月经结束了，痘痘慢慢也就消失了，这其实就是体内的湿热之毒在作祟。为什么平时表现不出来呢？因为月经来潮时，肝血是往下走的，而肝阳之气是往上走的，这样就会驱赶体内的湿热毒火，湿热毒火就会以发痘的方式通过皮肤排出来，中医上称之为"托毒痈"。很多女性朋友经常为经期偶尔冒出的痘痘苦恼，这时你只要多吃些能清热利湿的食物，如茯苓、薏米、扁豆、赤小豆、鲫鱼等，情况就会得到改善。

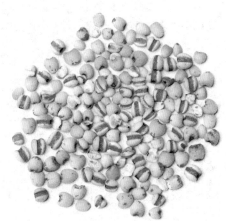

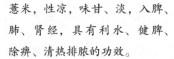
薏米，性凉，味甘、淡，入脾、肺、肾经，具有利水、健脾、除痹、清热排脓的功效。

所以，对于女性朋友来说，如果月经不正常了，一定要及时找正规的医师进行调理，因为月经是我们身体生殖系统好坏的"晴雨表"，绝对不是小事。它伴随着女人的一生，也呵护着女人的一生。

月经是女性气血健康的晴雨表，正常月经的判断标准有哪些？

月经是女性最重要的生理周期。有的女人觉得它麻烦，其实，规律的月经是健康的表现，如果它失常了，那才是真的"麻烦"。月经是女人健康的"晴雨表"，那么怎样的月经才算正常呢？正常的月经除了"月月如期，经常不变"外，我们还需要从月经的"期、量、色、质、味"以及行经时的一些伴随症状等多方面进行判别。

✳ "大姨妈"多长时间来一次才算正常呢

月经里面有个"月"字，所以有人理所当然认为女人来月经跟月亮有关系。还因为部分女性的月经总是在月初、月末的时候来，而且月经平均是以28天为一个周期，与月亮绕行地球一圈的时间相当，所以这种说法就显得更有道理了。那这种说法到底对不对呢？

因为28天的周期可能跟阴历的一个月比较吻合，所以从这个角度来讲，月经可能跟月份而非月亮相关。其次，28天的周期是大样本计算出来的，也就是对多人调查后得出的一个平均周期。但实际上，不同的人月经周期不同，一般月经周期21天到35天都是正常的。也就是说，即使不是28天一个周期，但是处在这个时间段以内，有自己的规律，那么前后相差一周左右的话都是正常的月经。但如果超出了上述的范围，比如说15天来一次，这样偶尔一次没什么大问题，但是如果经常是这样就不正常了。同理，如果说一直都是 40 天甚至是周期更长，同样也不正常。如果出现这些异常情况，一定要及早就医，以便及时找到病因。另一个问题就是行经的时间，即来月经的天数，行经天数在 3 ～ 7 天之间都属于正常，但如果行经时间太短或太长也是不正常的，需要及时向医生咨询。

❋ "大姨妈"量多还是少，
也是衡量月经正常与否的重要标准

　　有的女生来月经时形同血崩，如滔滔江水一发不可收拾；而有的女生却像涓涓细流，随时都有断流的危险。这些情况是否正常呢？月经量一般以多少算正常？一般来说，行经总量在 20 ～ 60 毫升之间是正常的，这也是大部分人的一个平均量。如果总量超过 80 毫升，甚至达到 100 毫升以上了，那肯定属于月经过多。如果连 20 毫升都不到，就是月经过少。因为经血不可能用量杯量，所以对于这个多少的概念可能不大好理解，以卫生巾来衡量可能更直观一些。按普通 23 ～ 24 厘米的日用卫生巾算，以三分之二以上的满度算一片，把所有的量，包括上厕所排掉的一些血块等都算在里面，从月经初期见红到月经彻底干净，五片以上就算正常。如果总量加起来只有一片两片，那肯定是月经量偏少了；如果超过十五片，那我们就要考虑是否过多了；如果超过二十片，月经量肯定是过多了。月经过多危害较大，一定要特别重视，因为月经过多会引起贫血等一系列的问题。

❋ 不用过于纠结"大姨妈"的颜色

　　一些女孩子总是担心经血的颜色，认为颜色不正，肯定是什么地方出了问题。实际上，经血的颜色跟出血量是密切相关的。出血量很少，那么血液经过氧化就会变暗变褐；如果少量出血与阴道分泌物混在一起，也可能是浅粉色。而出血量多的时候，颜色就会比较红。所以过于纠结颜色是没有必要的。一般来说，正常者多为暗红色或鲜红色。由于受经量的影响，所以月经刚开始时的颜色较淡或呈褐色，随着经量的增加而逐渐转为红色，最后又转淡或褐色，最终完全没有。当然，经血颜色也有一定的指示作用，尤其是就医的时候，医生会根据颜色来判定体内的寒热状况。但是，我们自己判定月经正常不正常，颜色可以不用过于纠结。

✳ 理性对待"大姨妈"引起的各种不适症状

说起"大姨妈"，可能某些女孩子瞬间就会觉得隐隐作痛起来。确实，痛起来恨不得满地打滚的滋味不好受，每个月"大姨妈"造访的日子总是特别难熬。为什么会疼痛呢？大多是由气血不畅、血瘀引起的。一般来讲，正常经血应该是不稀不稠，不凝结，无血块的。如果血液凝固甚至出现血块，则是气血流通不畅，就会引起痛经。有的人甚至会有一种像小肉块一样的东西掉出来，临床医学上称为"膜样痛经"。其实那个像小肉块一样的东西也属于子宫内膜，但大块的内膜脱落物排出会引起严重的痛感，这是比较明显的寒凝血瘀的症状。为了避免这种情况，平时一定要少吃冰凉食品和注意保暖。

经血是由一些血和脱落的细胞以及一些黏液组成，所以除了血的味道以外没有异味，若是有腥臭味等其他异味需要及时就医。

另外，行经时伴随的一些症状也要引起注意。如来例假时多少会有一些轻微的乳房胀痛和小腹坠痛，还伴有一点腰酸、乏力，如果说对工作生活没有什么影响，且疼痛持续时间短，这都是正常的。但是如果疼痛感已经影响到你的工作和生活了，就需要去向医生咨询了。

气血不好、子宫受寒，"面子"也会出问题

　　子宫是一个孕育生命的神奇场所，我们每个人在正式向这个世界问好之前，都要在这里住上大致 10 个月，由胚胎发育成婴儿。子宫是宝宝的住所，子宫功能正常，就好比住所宽敞舒适，在里面成长起来的宝宝肯定非常健康；如果子宫不好，就好比又暗又冷的茅草屋，没有一个舒适的环境和充足的营养，宝宝肯定发育不良。

　　我们经常把呱呱坠地的婴儿称作"胞胎"，一胎若是生了两个孩子就叫"双胞胎"。所以子宫又叫"胞宫""女子胞"。中医把它看作是"奇恒之腑"之一。为什么"奇"呢？因为它不参与身体中水分和养分的运化，与五脏没有表里配属关系。比如心脏与小肠的经络就是互为表里的，而子宫却是独立的，与其他脏腑没有紧密的关系。但它却特别有用，因为它对月经、对孕育生命起到了不可替代的作用。

✱ 子宫是月经形成最重要的器官

　　我们都知道月经在形成的过程中，需要很多器官的帮忙，比如说肾要提供原料——肾精。此外，心主血脉，肝藏血，脾统血，都跟月经来潮分不开，就像一条控制严密的生产线。但血液最后成为经血从人体排出，就是子宫的功劳了。

《黄帝内经·素问·上古天真论》中说："女子……二七而天癸至，任脉通，太冲脉盛，月事以时下，故有子……七七，任脉虚，太冲脉衰少，天癸竭，地道不通，故形坏而无子也。"意思是女性在 14 岁的时候，当肾中精气达到一定水平时，"天癸"这种物质亦随之产生并达到一定的量，"天癸"实际上就相当于西医的性（雌孕）激素。在天癸的促进作用下，任脉和冲脉气血充盛，子宫发育成熟，月经就会按时来，同时具备生育能力，为孕育胎儿准备了条件。女性过了更年期，一般在 50 岁以后，"天癸"枯竭了，子宫就"退役"了，月经也就停止，也没有生育能力了。

另外，与子宫关系最密切的是冲脉和任脉，这两条经脉对于女人来讲也是非常重要的。因为必须要有气血下注到冲任二脉，才会有月经；如果冲任气血不足，或是有瘀血的话，那月经就会出现量少、周期延长、痛经等异常情况。有些女孩子初潮晚，可能也是子宫发育不良造成的。所以，子宫是主持月经的最重要的器官。

✱ 与子宫相关的妇科疾病发病率高，"脆弱"的子宫需要好好保护

可能有人会觉得，子宫深入脏腑，而且有肚皮保护，应该很安全。其实不是这样的，子宫也是个"事故高发区"。如果不注意保护子宫的话，子宫脱垂、子宫肌瘤、子宫肥大症、子宫内膜炎、宫颈癌这些疾病可能就会找上门来。据统计，妇科疾病中，与子宫相关的大约占了一半。子宫的好坏直接影响到女人的一生，所以对待子宫千万不可大意！

那普通女性怎样才能知道自己的子宫有无疾病，是否健康呢？其实，我们虽然无法亲眼见到子宫的健康情况，但它却会通过月经告诉你，可以说，

月经就是子宫健康与否的"显示器"。如果你的月经量少，经常延期，甚至几个月才来一次，很可能是由于气血不足，导致子宫内的血不够，多吃些补血的食物，补足了血，月经就正常了。但如果还伴随着经前和行经中小腹胀坠，腰酸痛，月经色黑有血块，浑身发冷、乏力，那就要考虑是不是宫寒的原因了。宫寒是一种很常见的中医病症，顾名思义，就是子宫寒冷。寒冷了会怎样呢？血液就会凝固在胞宫里，无法顺利排出，所以月经量会变少，间隔会延长，还时不时会排出血块，痛经也会痛得厉害。中医说"不通则痛"，血块堵着出不去，就会造成疼痛。宫寒严重的话还可能造成闭经甚至不孕，使女人失去做母亲的资格。

平时一些不好的习惯会让我们脆弱的子宫受寒，比如爱美的姑娘们即使冬天也不忘展示自己美好的身材，于是大冬天穿着短裙在街上走，凛冽的寒风直接灌进裙子里，子宫势必要受寒了。还有的女孩子夏天贪凉，只想待在空调房里不出来，也很容易受寒。所以提醒大家，爱美之心人皆有之，但健康是底线。冬天应穿暖和些，尤其要注意腰腹部保暖，尤其是寒性体质的女性。而夏天进入空调房最好带一件披肩或者有袖的小开衫，不要让冷风直吹，更不要在空调底下睡觉。如果必须要在"风度"和"温度"之间作出选择，请选择温度，因为这样才能健康。

Tips

喜欢趴在桌子上睡觉也容易引发宫寒

一些白领女性在工作日午休时总是喜欢趴在桌上睡觉，殊不知这个习惯也会导致宫寒，这是因为趴在桌子上睡觉会无意中露出后腰，而睡眠时毛孔松弛，所以比较容易被寒邪所伤。

✳ 多吃温性食物，有效驱散宫寒

有些天生体质就偏寒的人会比别人更容易出现宫寒的症状，所以平时要注意少吃冷饮和寒凉的食物，多吃些温性食物，比如核桃、大枣、花生等。还可以多喝些温热性质的汤，比如酸辣汤、辣鱼汤等。性温热的食物能帮助人体慢慢积蓄起热量，防止宫寒。

另外，姜糖水也是古人治疗宫寒的一个偏方。切几片生姜，取适量红糖，放入锅中煮5分钟，然后趁热服下，每天喝3次，每次200毫升。从月经完了的一个星期后开始服用，直到下次月经来的前一个星期都坚持服用。用这个方法治疗宫寒是个持久战，所以要坚持喝。一般来讲，至少要喝2～3个月才会见效。

温暖子宫不仅对月经好，还能让女人"脸面好"。大家生活中一定有这样的体会，那些肌肤光洁柔嫩的女人，大多都不会受痛经的困扰。相反，痛经的女人，往往都有些"面子"问题，常常不是"黄脸婆"就是"草莓鼻"。张仲景在《金匮要略》中就指出："鼻头色青，腹中痛。"因为黑色主寒阴，所以如果鼻头发青、长黑头，就说明子宫的寒瘀过重，月经时就会肚子疼。所以说，护肤品和保健品，带来的都是"人造美"；只有保养好子宫，调好了月经，才能焕发出由内而外的"自然美"。

爱美之心人皆有之，但一定不要"美丽冻人"，因为这种美丽往往会引起痛经，对身体造成损害。

第二章

当心生活中的坏习惯，让你的气血越来越差

气血是培养健康的土壤，是生命保持活力的动力。然而在生活中，几乎没有人会在意它。没有人会知道，或者人们直接忽视了抽烟、喝酒、减肥、熬夜、没有节制地吃喝、只要风度不要温度的衣着对气血的损伤有多严重，等到出了问题，已经很难挽回了。其实，正是生活中的一些坏习惯，让我们的气血越来越差。

女人最怕寒，寒凉食物吃走你的好气色

香甜可口的冰激凌异常诱人，可是每次吃过冰激凌之后，"大姨妈"来的时候都腹痛难忍。明明是在非生理期吃的，为什么生理期时会如此疼痛？原来，常吃冰的食物极易受凉，从而形成寒凉体质，导致气血寒瘀。

《素问·调经论》中说："气血者，喜温而恶寒，寒则泣而不流，温则消而去之。"意思就是气血如水，在温暖的环境里会涓涓流淌，遇到寒冷就会凝结成"冰"。凝结成"冰"的血块在身体内阻挡气血的正常运行，就会产生疼痛。

那寒气究竟是怎样进入我们身体的呢？

寒气一般分外寒和内寒。外寒指从外部进入身体的寒气。一些女孩子们喜欢吃冰激凌、雪糕，喝冰冻的矿泉水，吃冰镇的凉性水果。天气热的时候，连主食也选择一些冰冷的食物，如冰粥、凉面等。这些冰镇食品实际上是在促血成冰，"不通则痛"，痛经就是这样来的。还有一些女孩子特别爱吃

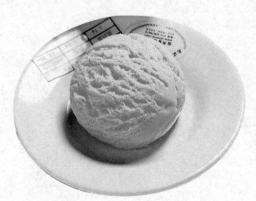

冰激凌味道甜美，但甜美的背后却有疼痛的危险。而且冰激凌脂肪含量高，吃多了还会发胖。

海鲜，但海蟹等海鲜食物大都是寒凉食物，不是长期生活在海边的人若是大量食用海鲜，就会被寒气侵入。

既想吃得舒心，又不想痛经，到底有没有这样的好办法呢？只有身体素质特别好，且体质较热的人，能以自身的防御能力把外来的寒气中和掉。现在的职业女性，大多处于亚健康状态，身体抵抗能力差，所以，仅靠自身薄弱的防护系统就想抵消大量入侵的寒气，几乎是不可能的。

外寒除了和饮食有关，还与穿着有关。许多年轻爱漂亮的女孩子喜欢穿露脐装，或者要风度不要温度，在寒冷的冬天也穿着又短又薄的衣服。气血喜温不喜寒，痛经就是它的回应。并且不光是经期要注意保暖，平时也要注意。因为无论是寒和热，都不可能在短时间内就在体内造成很大的影响，它是一个渐进的过程。

除了从外部进入的寒气，还有一个就是所谓的内寒，它实际上与湿气有很大的关系。若体内有湿气，长期与寒气结合就会造成体寒。比如说在风雨交加的天气，没有带伞，着凉之后，体内就有湿气。如果不将湿气及时排出体外，可能当时寒气还不是很重，但是长此以往，体内温煦气化的功能就会减退。这个过程打个比方说，就相当于你体内本来有微微燃烧的小火，用以抵御寒气；但是湿气一盖，火就灭了；灭了以后，寒气就会积聚，导致痛经。若是单纯的寒，我们依靠体内的温煦气化功能就能自己驱寒；但是寒一旦与湿结合在一起，就不容易化解了。湿气黏腻，不容易很快温化掉，久而久之就会在体内积聚，寒气也无法排出。当寒气和湿气结合，脾就罢工了，因为脾"喜燥恶湿"，最怕湿气。它一罢工，湿气就更加不能被排出体外，从而形成了一个恶性循环，渐渐就变成寒湿体质了。

不管是外寒还是内寒，都会导致气血流通不畅，引发痛经。说起痛经，有很多人认为"忍一忍，痛经就过去了"，目前有不少女性都认为痛经不是什么病，于是就抱着挺一挺就好的心态来面对，要是疼得受不了，就吃几片止痛片。面对痛经，难道我们真的无计可施了吗？痛经可能是健康的一种预警信号，如果不及时找到病因并加以治疗，可能会酿成大患。但对于这种寒气入侵引发的痛经，有没有什么好的方法缓解呢？方法当然是有的，而且是制胜法宝。

那就是艾灸法。艾灸关元穴和三阴交穴这两个掌握月经命脉的穴位，有补气、养血、疏理气机的作用，同时又可以温通经络，改善寒凝血滞的症状。关元穴在下腹部，前正中线上，当脐中下 3 寸。三阴交穴在小腿内侧，当足内踝尖上 3 寸，胫骨内侧缘后方。施灸时将艾条的一端点燃，对准应灸的穴位，约距皮肤 2 ~ 3 厘米左右，进行熏烤。熏烤使局部有温热感而无灼痛为宜，一般每处灸 5 ~ 7 分钟，至皮肤红晕为度。每日施灸一次，可有效治疗痛经。

除了艾灸可以解除痛经外，一些食物也可以帮你除掉痛经这个麻烦"经"。究竟是什么东西那么神奇呢？它就是姜枣红糖粥。干姜味辛、性热，归脾、胃、心、肺经，可以起到温中散寒、回阳通脉、通心气的作用。大枣

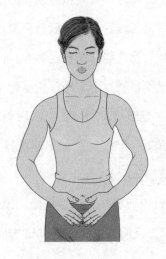

关元穴位于下腹部，前正中线上，从肚脐到耻骨上方画一线，将此线五等分，在肚脐往下 3/5 处。

素有"百果之王"的美誉，味甘，性温，归脾、胃经，具有补中益气，养血安神的作用。红糖性温、味甘，入脾，有益气补血、健脾暖胃、缓中止痛、活血化淤的作用，长期以来一直被当作女性必不可少的补品。将干姜、大枣熬煮成粥，待粥熟时，加入红糖，趁热服食，每天一次，连服 5 ~ 7 天，具有暖宫散寒的功效，尤其适用于寒凝型痛经的女性。

由此可见，"温"是月经最喜欢的，"寒"是它最讨厌的，所以要用"痛"来表示抗议。为了避免这种生命中不可承受之痛，我们在月经期间除了生冷的东西不能吃，凉性食物也不要多吃，如冬瓜、茄子、丝瓜、黄瓜、竹笋、梨、柚子、西瓜、蟹、田螺、海带等。此外，在平时的生活中还要注意避寒，加强保暖，让气血始终处于通畅的状态。"流水不腐，户枢不蠹"，做个"活血"女人，痛经自然不会再发生。

Tips

常吃甜食也会导致痛经

众所周知，冰激凌除了冰爽，也很甜。但恰恰是它的甜，让你无法和痛经说再见。适量吃点甜食能提供能量，帮助消化吸收，但是吃多了就会减缓肠胃蠕动，滋腻伤脾。脾主运化，脾虚了，就运不走湿气，然后湿气再跟寒气结合，就会造成体寒，极易引发痛经。

妹子偏爱"重口味"，嘴巴过瘾，月经过量

火锅、涮羊肉、麻辣烫是很多"重口味"美眉们的最爱，即便是炎热的夏天，哪怕是吹着空调、电扇，满头大汗地享受这些热气腾腾的美食。而冬天就更不用说了，用火锅等热汤辣味正好可以驱散寒意。殊不知，过多的热辣饮食无疑会给身体添了把"火"，"痘痘"开始往外冒，"面子"问题一出再出。而且，脾气莫名其妙也变大了，易发怒，为了鸡毛蒜皮的小事情也会闹得脸红脖子粗。

为什么会出现这些情况呢？原来都是我们吃的那些过于辛辣、热烫的东西惹的祸。由于内火旺盛，急需找到宣发的出口，所以任何一个机会都会被流动的血液加以利用，流到不通的地方就会瘀滞，因此"痘痘"就出来了。"血为气之母"，血不通，气就不顺，易生气发怒就是这么来的。

除了这些问题，很多美眉发现在来月经的时候，"大姨妈"来势汹汹而且绵绵不绝，还会流连不走。这时候女性朋友们就会郁闷"这次怎么会这么多"。这都是热辣食物惹的祸。火锅调料里有辣椒、花椒、丁香、肉桂等调料，这些调料在中医看来，都是大辛大热的，极易导致上火，而上火就会引发血热。血热是引起月经过量的主要原因之一。热入血中，血液运行速度会加快，而且运行轨迹也会出现异常。就像一壶水，将它加热至沸腾的时候，水就会因热翻腾，甚至溢到水壶外。所以，血热就会引起月经问题，如经血过多和月经提前等。

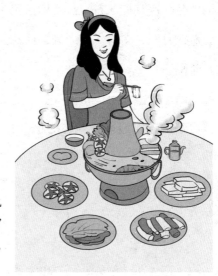

火锅，吃的时候虽然很爽，但吃完后，痘痘层出不穷，"大姨妈"也不规律了，所以，为了健康，火锅还是要少吃。

　　血热不仅会造成月经过量，还会使得经血黏稠。就好像煮粥一样，粥越熬越稠。热入经血以后，津液被热耗损，经血就会变得粘滞。跟平常静脉血液的暗红色相比，此时经血呈鲜红的颜色。月经过多还有可能导致贫血。面对着这么兴致勃勃的"大姨妈"，我们是不是就束手无策了呢？究竟该怎样把她送走呢？

　　按摩法就是为你解除烦恼的一个不错的方法。躺在床上时，可以用拇指依次按压气海（在下腹部，前正中线上，当脐中下1.5寸）、关元（在下腹部，前正中线上，当脐中下3寸）两穴。坐着的时候，可以按摩血海（屈膝时位于大腿内侧，髌底内侧上2寸，当股四头肌内侧头的隆起处）、水泉（在足内侧，内踝后下方，当太溪直下1寸，跟骨结节的内侧凹陷处）、三阴交（在小腿内侧，当足内踝尖上3寸，胫骨内侧缘后方）这三个穴位，用大拇指按揉，以有酸麻胀痛感为宜。

　　除了按摩法之外，食疗法也可以为你解除烦恼。经期每天喝一碗槐花粳米粥，可以有效祛除血热。槐花性凉味苦，入肺、大肠经，有清热、凉血、止血的功效，因其性下行，故特别适用于身体下部各种血热出血之症，如便血、尿血、月经过多等。所以说，槐花无疑是给过热的血液来了一场清凉降温的及时雨。

好的治疗方法，可以帮助我们解除后顾之忧，但是再好的治疗方法也比不上好习惯。若我们平时养成良好的生活习惯，不图一时嘴馋，过食辛辣，血液就不会"发烧"。

Tips

什么样的人吃火锅不上火

火锅味道鲜美，让人难以割舍。其实体质偏寒的美眉在冬天的时候吃一吃火锅有助于排出体内的湿气和寒气。但切忌过量，凡事都要讲究一个"度"，若是超过了这个"度"，那"冰人"也会变成"火人"了。冬天普通人平时嘴馋的时候也可以吃火锅。夏季普遍体质偏热，吃火锅只会是"火上加火"。

夜猫子最爱赶夜场，耗掉了气血，熬白了脸色

　　永不消逝的眼袋、面色暗黑的脸蛋是众多惯于熬夜的女性的通病。然而，长期熬夜带来的危害远不止这些。除了容颜苍老外，随之而来的还有许多疾病。经常打乱生物钟熬夜的女性出现气血不调的概率是作息规律者的两倍，其出现痛经、情绪波动的概率也很大。对于上班族女性来说，熬夜工作可能是家常便饭，不过这样身体可不一定吃得消。美国哈佛大学医学院和波士顿布莱根妇女医院的专家称，经常上夜班的女性患肿瘤的比例是上白班女性的 1.5 倍，而且上夜班次数越多，风险越大。

　　中国有句古话"日出而作，日落而息"，意思就是人要顺应自然规律，太阳出来了，就该起床了；太阳落山了，人也该休息了。民间还有"子时大睡"的说法，意思就是在子时，也就是晚上 23 时至第二天凌晨 1 时的时候一定要处于睡眠状态。因为在这个时候，你的大脑、机体和五脏在劳累了一天之后，都处在休息休眠的状态，是以最低能耗运转的。若此时你还不入睡，那么你的任何动作都会格外地耗费气血；若熬夜次数多了，还会导致气血不足，一系列疾病就会找上门。

　　此外，睡觉时身体躺平，气血运行比较顺畅。而熬夜的话，一般是直立或坐立的状态，那么气血就会运行不畅，该回血的地方可能就回不了血。比如说腿下垂的时候会受到重力的影响，易导致气血阻滞，形成瘀塞。

　　由此可见，女性长期熬夜或者失眠会改变身体原有的生物钟，从而引发

机体的生命节律发生紊乱。这种紊乱将导致一系列内分泌功能的失调，进而影响女性的排卵周期。一旦排卵周期被打乱，就可能出现月经不规律，随之会使孕激素分泌不平衡。而一些女性高发的肿瘤，如子宫肌瘤、子宫内膜病变、乳腺病变等，都与雌孕激素的分泌异常有着密切的关系。

因此，女性朋友能不熬夜尽量别熬，实在要熬，白天也要尽量把睡眠补回来，同时按需求来调节自身生物钟。例如，如果熬夜到凌晨1点，那么到第二天13点，可以适当补个觉。像这样，把生物钟重新调过来。如果身体适应了"黑白颠倒"的生活，白天的睡眠质量也可以保证，内分泌恢复正常，对身体的不良影响会相应减少。但是，即便如此，熬夜仍然是极不可取的做法。因为从养生的角度讲，天人相应、地人相应是非常有必要的，只有这样才能接收到天地的灵气，让身体保持健康。

"美丽冻人"，当心寒从体入，气血遇寒成"冰"

　　穿得少不等于穿得美，可惜现代的很多女性却忽视了这个事实。盲目地追逐流行，只讲风度不讲温度，大冬天还穿着裙子，腿上仅穿着薄薄的一层丝袜。到了春天，植物还没怎么发芽，就又迫不及待地换上裙装。夏天就更不用说了，怎么"清凉"怎么来。更有甚者，一些女性还以"露"作为穿衣信条，露脖子，露后背，露肩膀，露大腿，露肚脐，虽然提高了回头率，但露出来的每一个地方都可能给身体带来伤害。

　　露脖子，脖子后面就是颈椎，督脉、膀胱经、三焦经、小肠经、大肠经和胆经都要从这里经过，所以是人体最脆弱的地方。"春捂秋冻"，春天应该把脖子捂起来，若太早露出来伤了风，就会同时伤六条经脉。露后背，背为一身之阳，对人的重要性不言而喻。从颈椎到背，有风府、风池、风门三大要穴，正是风的入口，更要好好地防风，甚至连夏天都不能例外。露肩膀，暴露的则是肺经、心包经、心经、大肠经、三焦经和小肠经。露大腿，大腿前面的胃经，两侧中线的胆经，后边正中的太阳膀胱经，内侧的脾经、肾经和肝经，也就齐齐地暴露了。"人老先老腿"，所以，一定要保护好我们的腿。露肚脐，就更要不得了。古人有"脐为五脏六腑之本，元气归藏之根"之说。肚脐内通五脏六腑，为抵御外邪之门户，具有向全身输送气血的功能。而肚脐也是最怕着凉的地方，若成天露着，即便是在夏天，风寒之邪也会入侵，对健康十分不利。

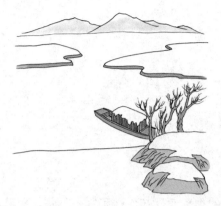

在严寒的天气里，河流结了冰，船只都无法开动，只有等到天气转暖，冰冻融化后才能在水上行舟。而寒气若是进入体内，气血也会结成"冰"，经血流通不畅，痛经就来了。

可以说，爱美的女性"露"的这些部位都是身体的重要穴位，也是最容易进入寒气的地方。寒气一旦进入，就会导致气血遇寒结"冰"，以致流通不畅，形成血块，阻挡气血的正常运行，气血瘀滞堵塞了，疼痛也就来了。

除了不合时宜的"露"之外，还有一种情况也值得注意。那就是夏天时长久地待在空调房中。空调代表了现代人的生活方式，夏天时阳气浮散在外，天气热，我们都该保持毛孔的自然开泻状态，这叫"因天之时"，也就是顺应自然规律。但要是在空调房里一待，毛孔就关闭了，内里热，体外寒，一部分寒气趁机就从毛孔里钻了进来，导致体内的热气散不出去。等离开空调房时毛孔又再打开，被抑制的阳气只好重新调整，几进几出，身体内部的气机就乱了。本来夏天是排出体内寒气的最好时机，因为所有的毛孔都张开着，利于排毒，可若是常常在空调冷风里吃冰激凌，又不注意加衣，继续穿着露胳膊、露大腿的衣服，给身体内脏增加寒冷，肯定就无法排除体内的毒素。所以空调里吹出的风是不当令的风，是"虚邪贼风"，而这贼风就是中医里排在第一位的致病因素，也就是我们所说的"风邪"。

由此可见，女性一定要多"藏"少"露"，做好保暖工作，不要贪凉长期待在空调房内，这样才能阻挡寒气的进入，让气血更为流畅。

白领 OL 成天懒得动，
痛经可能更严重，气色也不好

叱咤职场的"白骨精"们在工作中所向披靡，然而却常常被小小的痛经给打败了。每个月"大姨妈"造访的那几天，整个人都提不起精神，吃饭也没有胃口，还要忍受痛经之苦。为什么痛经总是找上白领呢？

众所周知，白领女性大都是在室内办公，长期伏案工作让她们严重缺少运动，缺少运动会让气血运行不畅。而很多白领女性为了保持完美的形象，大都穿短裙，而且长期待在空调房内，这样就容易让寒气瘀滞在子宫里，从而引起痛经。长期久坐的环境让血脉进一步阻滞，"不通则痛"，痛经症状就会进一步加重。

除此之外，繁重的工作让职场女性把加班当作家常便饭，饭不按时吃，觉不按时睡，也没有时间运动，这样会让人体的生理机能更加混乱，痛经症状也难以好转。工作固然重要，但努力工作是为了更好地生活；为了工作而失去健康，工作也就失去了意义。

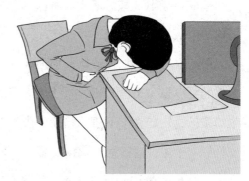

职业女性久坐不动，极易导致气血瘀滞，痛经会更严重。所以，职场的"白骨精"们，工作之余也应该适当运动。

为了让自己的身体更加健康，我们在平时在生活中就应该多加注意，努力克服"白领病"。

首先要注意保持下半身血液循环畅通。下半身缺乏运动会导致盆腔瘀血，使痛经加重，同时对心脏和血管也会产生不良影响，还会导致女性乳房下垂。所以，平时上班的时候不要总是坐在座位上，可以站起来适当走动几分钟，既不会耽误工作，也有利于放松精神，甚至还能起到事半功倍的效果。

其次，要注意腰、腹部保暖。女性的腰部是一处健康敏感区。女性若经常穿低腰裤，腰部就容易受凉，直接导致宫寒。宫寒就会造成手脚冰凉、痛经等症状。再加上长期浸淫在公司空调的冷风之下，只会让寒邪在身体中流窜更甚。就像痛经时大多数人都喜欢抱着暖水袋焐肚子一样，平时也要注意腹部的保暖。

再次，还要注意劳逸结合。做到有规律地生活，该睡觉的时候睡觉，该吃饭的时候吃饭，睡眠时间要得到一定的保证。还要学会缓解自己的压力。长期处在高强度的工作压力中，精神紧绷，肝失疏泄，导致气血运行紊乱，进而造成月经不调甚至痛经。所以，劳逸结合非常有必要，不要让工作影响了你的生活。

最后，一定要加强锻炼，加强锻炼可以增强女性对寒冷的抵抗能力。有条件的可以报一个健身班，系统地进行锻炼。条件不允许的就要善于利用有限的条件，比如在上下班的路途中快步走，或是在双休日的时候约三五个好友打打羽毛球，这样都能调畅气血，改善血液循环，使全身暖和起来。

总之，运动是生命的源泉，久坐不动就是在慢性自杀。为了对自己的身体负责，就要克服自己的犯懒情绪，多站起来活动活动，不要局限于自己工位的那"一亩三分地"。

那么喜欢光着脚丫子？难怪病从脚入

"病从脚入"这四个字乍一听就给人一种奇怪的感觉，因为我们常常听说"祸从口出，病从口入"，而"病从脚入"还是第一次听说。那从"脚"进入的究竟是什么"病"呢？它又是怎样从"脚"进入的呢？

原来病从脚入的"病"就是气血不调。俗话说，"病从寒起，寒从脚生"，脚是人身体中最"接地气"的部位，也是最容易受寒的地方。由于一些女性经常穿凉鞋、拖鞋，脚经常受凉，时间久了就会引起气血不调。

中医认为，寒凝血滞阻碍血液流通会引起月经不调。"寒从脚生"，脚是周身百脉汇聚之处，是三阴经之始，三阳经之终，许多重要穴位都在脚部交错汇聚，被称为人体的第二心脏。但它远离心脏，又长时间下垂，血流缓慢，循环不畅，极易出现供血不足的状况。而且脚的皮下脂肪薄，保温性能差，人体最先感到冷的就是脚。喜欢赤脚穿时尚凉拖的女性极易因此受寒着凉，导致下腹部血液循环不畅，造成经期提前或延迟，甚至造成脏腑缺血而导致痛经。

"病从寒起"，所以通常我们脚凉了都会影响到身体内各脏腑器官的正常工作。因此足部的保暖很重要，尤其是女性需要特别重视。由于脚部的特殊地位，脚部的寒凉都会无形中造成脾、胃等功能的减弱。就像一座大厦要想屹立不倒，就得要有强有力的根基。脚就是人的根基，根基要是不稳了，大厦能安稳吗？

脚部受凉，寒邪循经而上，脾胃最容易受到攻击。曾经有一个女孩子就有过这样的经历，早上出去玩的时候艳阳高照，哪知道到了下午就下起了大雨。虽然随身带着伞，但脚上穿的是凉鞋，只好趟水回家。结果到了晚上，她就开始觉得肚子不舒服，第二天变得更严重，不仅痛，而且还上吐下泻。开始还以为是食物中毒，后来看过中医才知道原来是足部受凉的缘故。脚受了凉伤及脾胃，脾主运化，胃主受纳，二者互为表里，共同完成对食物、水分的消化，化生精为气血，所以说脾胃为气血生化之源。脾胃功能减弱，化血无源，就会导致月经不正常。

此外，脾有统血、摄血的功能，它让全身的气血有规律地运行。月经正常来潮有赖于脾气健旺，脾健则血脉流畅，且血行能保持常速而不往外溢；脾虚则血行不畅或失于统摄。血就好比在大道上行驶的汽车，脾就是它的方向盘，掌握好了方向盘，汽车在马路上就能正常行驶；一旦方向盘出了问题，车可能就会偏离轨道出现各种意外。血液要是失去统摄，"大姨妈"就可能没有时间观念地乱来，时早时晚。"气为血之帅"，脾气弱了，那它引领血行就没有那么大的后劲，这么一来，血行变缓，血液中的一些精微物质会随之渐渐沉积，从而造成"大姨妈"被堵在路上，该来的时候迟迟不来。

脚易受凉，并且会带来这么多的不良影响，那脚受凉了，我们该怎么办呢？面对"大姨妈"的不规律，我们就要想办法排出寒气，理顺"大姨妈"。艾灸地机穴是一个不错的选择。地机穴位于小腿内侧，膝下五寸胫骨后缘处，有较强的行血活血、镇痛的功能。艾叶性温，气味芳香，燃烧力温和，可祛寒通经络。艾灸地机穴使痛经也能得到很好的缓解。艾灸地机穴，治疗痛经深入经脉，可助阳祛寒，温通血脉，通过经络传导，起到温经逐冷通脾阳的作用，对缓解女性痛经尤为有效。操作起来也很简单，将艾条的一端点燃后，在地机穴的正上方距离皮肤约 2 ~ 3 厘米处，进行熏烤，热度以自己能够接受为宜。每次 15 ~ 20 分钟。每天 1 次，连灸 5 次。

　　除了艾灸地机穴能帮助我们解决月经不调的问题，
热水泡脚后按揉脚心也是不错的方法。因为足心的
涌泉穴是足少阴肾经的起始穴，所以洗脚后揉搓
足心，可通过经络对肾脏起到很好的刺激作用，
激发其内在活力，加强其对肌体各脏腑组织的作
用，从而达到调理气血的效果。每晚临睡前将
双脚泡在温水中，边洗边用手掌揉搓双脚，15
分钟后擦干。然后，先将左脚抬在右腿的膝
盖部位，用左手握住脚趾，尽力往外扳；再
用右手揉搓左足心，直至有热辣辣的感觉为
止。然后再交换揉搓右足心，也揉搓至有热
辣辣的感觉为止。脚位在下属阴，而寒为阴

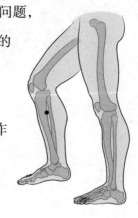

地机穴位于小腿内侧，胫骨后
缘，有治疗月经不调、痛经的功
效，艾灸此穴能够缓解"寒从脚
入"引起的痛经。

邪，脚因此易被寒邪侵犯，经常保持双足的适当温度是预防疾病从脚底入侵
必不可少的一环。肾经起于足部，足部的保暖是养肾的方法之一。在寒冷的
冬季，可以用中药艾叶煎水泡脚，起到暖身散寒的作用。《本草纲目》记载：
艾叶"温中，逐冷，除湿"。《中国药典》中记载：艾叶"温经止血，散寒止
痛"。睡前用温水泡脚既能清洗保洁双足，防止寒从脚底入侵，又能促进末
梢血液循环，保证人体新陈代谢功能的正常运转，还可以改善睡眠。

　　脚虽然容易被我们忽视，但是它对我们的重要性却不言而喻。春天不要
急于换下厚重的棉靴，夏天再热也不要赤脚，冬天不妨套双厚毛袜。平时要
少坐多走，促进血流通畅。晚上睡前可用热水泡脚，水温可循经络而暖全身
血脉，促使气血流通。

第三章

气血不好了，
疾病就会找上门

在医院，经常会遇到这样的病人，心肝脾肺肾查了一圈，医生都说没什么大问题，可就是浑身不舒服、提不起精神了。这时候多半是气血出了问题。气血作为培养健康的土壤，土壤出了问题，健康也就不复存在了。所以气血不好了，各种疾病就会找上门；气血好了，很多疾病都能不药而愈。

"林妹妹"过的是阳虚的日子，温和补血是关键

中医认为，每个人的体质各有不同，有的人体质偏寒凉，有的人体质偏燥热。有的人阴盛阳衰，有的人阳盛阴衰。作为女性来说，当你的"好朋友"造访时，身体总是出现这样那样的疼痛，那么，你首先应该考虑的是自己的体质，只有认清了自己的体质，才能对症下药。

我们在生活中总是碰到一些女孩子，她们从来不晒太阳，脸色总是很苍白，非常惧怕寒冷，不敢喝冷水、吃西瓜，平常总是精神不振，手脚也很纤细瘦弱；虽然如"林妹妹"一样惹人心疼，却也如"林妹妹"一样落了一身的毛病。这种体弱畏寒的体质就是中医里面说的阳虚体质。那么属于阳虚体质的女性，又会有怎样的发病倾向呢？

Tips

病从寒中来，以下 8 条如果你有两条中招就是阳虚体质

1. 你是否手脚冰凉
2. 你是否总比别人穿得多
3. 你是否脸色苍白无血色
4. 你是否不能吃凉食、冷食
5. 你是否经常背部发凉
6. 你是否小肚子经常发凉
7. 你是否有痛经
8. 你是否入睡困难、易惊醒

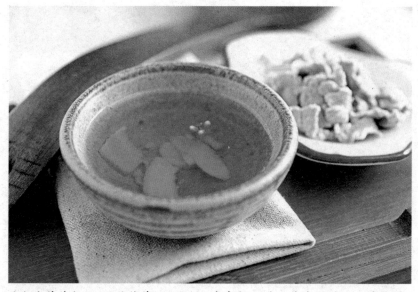

当归生姜羊肉汤，做法简单，取当归、党参各15克，黄芪30克，生姜10克，羊肉500克。羊肉切片，各药用纱布包扎，加水一同煎煮至肉烂熟，饮汤吃肉，有散寒止痛、活血温经的功效。

中医认为阳虚体质的女性容易得痛经。所谓阳虚，就是阳气不足，就好比她们体内的"太阳"被阴霾遮住了，所以只好生活在冰凉的世界里。阳虚体质的人由于阳气不足，虚寒内生，胞宫失于温煦，血失温运，以致血行不畅，"不通则痛"，痛经就自然出现了。

这就好比农民种庄稼一样，只有在农田土壤肥沃、养分充足的条件下，农作物才能健康成长。倘若暴雨将农田里的土壤冲走，那么养分缺失，农作物便无法健康成长，此时农民就要填土施肥，为农作物补充养分。而我们的身体也一样，肾阳是维持生命活动的必要条件，肾阳虚衰，脏腑失于温养，气血生化乏源，冲任二脉不足，血海空虚，无法濡养冲任二脉和胞宫，经血便无法流通，这时候便会痛经。就像农民为庄家施肥一样，我们也需要给我们的身体施肥，此时我们要做的便是温经散寒，补充阳气。

俗话说"民以食为天"，如果我们能在吃吃喝喝中解决阳虚体质的问题，那不是既品尝了美食，又调养了身体，一举两得吗？而食疗方中，最为有效也最为常见的就是当归生姜羊肉汤。此汤能够很好地补血活血，益气补虚，调经止痛。而且它还是沿用了将近两千年的中医名方，由汉代医圣张仲景创制，记载于医学经典《金匮要略》之中。

当归补血调经，养血活血，行血中之滞，为主药，以增强羊肉补虚温肾之力；《本草纲目》中称羊肉为补元阳、益血气的温热补品，其肉嫩味美，为血肉有情之品，补虚益血，合主药而大补气血，并能温经散寒而止痛；生姜辛温，既可以辅佐当归调理厥阴之脉达到发散血中阻滞的寒气，又能帮助羊肉散寒暖胃，还可以消除羊肉的膻味。将这几味简单的食材合而为汤，能够补血活血，益气补虚，散寒调经止痛。同时，此汤还可以缓减和治疗妇女产后气血虚弱、阳虚失温所致的腹痛等病症。

这样简单经济的食疗方，让我们自己都可以当自己的医生了。当然，你得首先确定你是什么体质，不能盲目进补；如果你恰好不幸是燥热体质，那就会越补越上火。除了食补之外，也可以试试艾灸的方法补养阳气，艾灸关元穴、气海穴、肾俞穴也能帮你排除阳虚的忧愁。但是食补也好，艾灸也好，最重要的是要保证有好的生活习惯。女性一定要避免小肚子受凉，不要洗冷水澡，适量运动，散散步，做做瑜伽，让血液动起来，否则，再怎么补也是治标不治本，补再多阳气也会漏掉。

气血就像热带鱼，
在温暖的环境中才能自由流动

生活中很多女性朋友总是在为自己的"老朋友"而烦心，不是担心她提前了，就是错后了。还有一些女性每次来月经的时候，被痛经折磨得筋疲力尽，大块大块的血块让人看着都揪心。而伴随血块而来的常常是面色晦暗，口唇暗红，经常是维生素胶囊、美白面膜摆一桌子，天天吃，夜夜抹，依然收效甚微。这样的女性朋友就要小心了，你可能是血瘀体质了。

很多女性感到很疑惑，自己为什么会成血瘀体质呢？我们先来弄清楚什么是血瘀体质，弄清楚后这个问题就不难解决了。血瘀一般有两个原因。一是寒凝引起的血瘀。一些女性平时总是对冷饮爱不释手，总是"要风度不要温度"，生活环境长期寒冷，就会导致气血运行不畅，瘀积在体内。《皇帝内经·素问·调经论》曰："气血者，喜温而恶寒，寒则泣而不流，温则消而去之。"气血就像是热带鱼，在温暖的环境里才有活力，要是冷了，血液就会凝固，成"冰血"了。所以说，那些穿露脐装的、"冻死不穿棉袄，宁死不穿秋裤"的女性，放任外部寒邪进入体内，久而久之就形成血瘀体质了。二是气虚、气滞引起的血瘀。从中医的角度讲，气起着推动血液在我们全身正常运行的作用，所谓"气行则血行"，若是气虚了，那么就无法推动血液正常运行，血液就会瘀滞不行。就好像一辆加满油的车引擎突然坏了，失去了动力，那么车最终就会发动不了。另外，如果你情绪抑郁、紧张、性格内向、不顺心的事长期埋在心里，郁结日久，那就更加会导致血液运行不畅，形成血瘀体质。

血瘀体质的女性长期熬夜看电视会加重血瘀

　　现在的年轻女性都有熬夜追剧的习惯。血瘀体质血行不畅，而熬夜伤血耗气，最易加重血瘀体质的不良状态。"久视伤血"，看电脑、电视、用眼一段时间后应适当休息，以避免损伤气血。

　　所以，祛寒和理气是摆脱血瘀体质的两大法宝。说到祛寒，前面我们已经讲过脐疗法了，这里着重强调一下艾灸法。首先我们灸气海穴。气海穴位于人体下腹部，前正中线上，当脐中下 1.5 寸。"气海"顾名思义就是指任脉水气在此吸热后气化胀散。此穴如同气之海洋，灸此穴便可补你一身的阳气。接着灸中极穴，中极穴位于下腹部，前正中线上，当脐中下 4 寸。艾灸此穴能补气、祛寒。

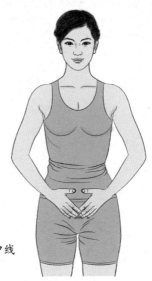

中极穴位于下腹部，人体正中线上，肚脐正下方 4 寸处。

上面这两个穴位主要是针对因受寒而血瘀的女性而言的，但是如果你脾气不好，爱生闷气，天长日久就会因气滞而血瘀，那你就应该多灸灸足上的行间穴了。行间穴位于第1、2趾间，具有泄肝火、疏气滞的作用。经常艾灸这个穴位，可以将你郁积在体内的不痛快通通释放出去。当然了，平时也要注意调节自己的情绪，别动不动就生气，别总为鸡毛蒜皮的小事斤斤计较，让胸怀豁达点儿。

"晴带雨伞，饱带干粮"，未雨绸缪总比亡羊补牢来得好，凡事重在预防，对付血瘀体质也是一样的道理。平日里在饮食上也应该多下点工夫，而红花甜菊茶就是一个不错的选择。红花味辛苦、性温，归心、肝经。红花具有活血通经、散瘀止痛的功用，是常用的传统妇科良药。我们经常在宫廷剧里面看到有妃子用红花来堕胎，这就是依赖它的活血效力。因此女性朋友在喝这个茶的时候，一定要结合自身情况，如果是怀孕期间，千万不要盲目去喝。甜菊叶味甘、性平，能养阴生津、平缓情绪、缓解疲劳。故饮红花甜菊茶能够活血化瘀，通经止痛。

气血寒瘀，子宫也跟着受寒，生出的宝宝也不健康

　　子宫是一个神奇的器官，它很强大，又很弱小。它强大是因为它是孕育生命的场所，孩子在来到世界之前首先得在里面待上 10 个月，它若是不强大，孩子怎么可能健康出世呢？但另一方面它又很弱小，因为子宫非常脆弱，最易受到寒气的侵袭，而寒邪一旦入侵，它也就不能正常工作了，甚至会影响月经和生育。所以给子宫"保暖"是一件迫在眉睫的事。

　　由外寒而导致的"宫寒"比较容易避免，如少吃冷饮、多穿衣服、少吹空调等。但也有人平时注意保暖，也不爱吃过寒过凉的东西，而她的子宫却依然寒冷，这究竟是为什么呢？原来这是另一种寒冷，叫"内寒"，主要是由于人体阳气不足导致的。这种人一般比较怕冷，经常手脚冰凉，舌头肥大且有牙齿痕，吃一点凉的食物就腹泻，甚至坐在没有棉垫的凳子上也会受凉腹痛腹泻。阳气相当于人体内的太阳，太阳火力不足，"宫殿"缺少阳光的照射就会导致宫寒。对于这种情况，不受外寒也无济于事，以培补人体阳气为主才行。

　　如何培补人体的阳气呢？有一种办法很好，就是艾灸。艾灸是一种中医调理方法，就是用艾叶来灸，通过艾灸的火力来温通经络，以达到治疗的目的。为何会选择艾叶呢？中医认为它为纯阳之物，可以迅速补充人体内的阳气。《本草纲目》中就说，艾叶"纯阳也，可取太阳真火，可以回垂绝元阳……灸之则透诸经，而治百种病邪，起沉疴之人为康泰"。据说钻木取火的燧人氏当时用的引火之物就是艾叶。艾灸，则是以艾叶的纯阳之性，再加

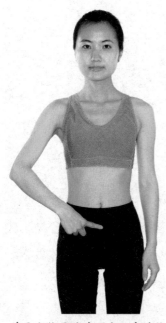

关元穴位于肚脐下方3寸的位置。阳气亏虚时艾灸此穴有培补阳气的作用，对于女性来说，有利于祛除"宫寒"。

上火本属阳，两阳相得，所以用它来祛除寒邪。再加上女性体质为阴，更易受寒邪侵袭，所以用艾灸来保健，效果是很好的。

对于治疗子宫寒冷来说，艾灸关元、气海两穴是能取得奇效的。为什么要选取这两个穴位呢？所谓关元穴，"关元"就是关闭元气的地方。关元穴位于脐下3寸处，是人体一个重要的保健穴位，具有培元固本、补益下焦之功，凡元气亏损均可使用。所以，艾灸此穴对培补人体阳气作用是很大的。再说气海穴，"气海"即气的海洋，它位于体前正中线，脐下1.5寸。气海穴与人的元气相通，是元阳之本，真气生发之处，更是人体生命动力之源泉。关元和气海两穴都与人体的元气有关，元气足，人体阳气也会充足。人体得到足够的温煦，就不会宫寒了。

灸的时候，将艾条悬于皮肤2厘米处，以感到温热但不烫为宜。每穴灸上5～7分钟，以皮肤微微发红为度。艾灰要及时掸落，以免烫伤皮肤。艾灸的频率，可以每周1～2次。也可以隔姜灸：选新鲜老姜，沿生姜纤维纵向切片如硬币的厚度，中间用三棱针穿几个孔。把姜片放在穴位处，将中等大小的艾炷放在姜片上，点燃。待到有局部灼痛感时，略微提起姜片，待温度略降时再接触皮肤，以局部潮红为度。灸后用正红花油涂于施灸部位，一是防皮肤灼伤，二是更能增强艾灸活血化瘀、散寒止痛的功效。灸完12小时内不要用冷水洗手或冲澡，不要吃冷饮，喝凉水，以免使气血凝滞。一般坚持一两个月，小腹部位就有暖烘烘的感觉，不再有发凉的感觉了，对于宫寒以及阳气不足而导致体寒的女性朋友有很好的治疗效果。

湿重的女人多脾虚，爱长胖、老得快

我们都知道平和体质是所有体质类型中最理想的，但并不是所有人都能幸运地拥有令人羡慕的平和体质。有一种女性脸上经常泛油光，饭后容易胀气，大便黏滞，经常身重怕冷感觉乏力，更重要的是，月经期间会出现痛经的症状。如果你不幸占到上述几条，那么很遗憾，你应该属于湿气较重的体质。

Tips

看大便判断体内是否有湿气

（1）如果大便不成形，长期便溏，必然体内有湿。

（2）如果大便成形，但大便完了之后总会有一些粘在马桶上，很难冲下去，这也是体内有湿的一种表现，因为湿气有黏腻的特点。

（3）如果不便于观察马桶，也可以观察手纸。大便正常的话，一张手纸就擦干净了。但体内有湿的人，得三到五张才能擦干净。

（4）如果有便秘，并且解出来的大便不成形，那说明体内的湿气已经很重很重了，湿气黏腻让大便粘在肠子上，被肠子吸收，引起便秘。

所谓"湿"，就是我们经常所说的水湿，它有外湿和内湿的区别。外湿是由于气候潮湿、涉水淋雨或居室潮湿使外来水湿入侵人体引起的；内湿是因为脾虚运化水湿功能失常引起的。中医认为脾有"运化水湿"的功能，若脾胃运化失职，水湿就会滞留在体内。若吃过多油腻食物、甜食，会给脾胃带来沉重的负担，脾不能正常运化便会"水湿内停"。对于女性朋友而言，在"好朋友"造访的那几天，就会出现小腹疼痛、经血暗黑的症状。

"湿"在体内有两种主要的表现形式：痰湿和湿热。痰湿是比较偏寒的一种湿气，主要症状是口中黏腻乏味，食后腹胀，身重怕冷。而湿热就比较偏热，主要症状是口干、口苦、口臭，体味大，性情暴躁易怒等。

对于不同的"湿"，我们也要对症下药。若是痰湿的话，做好温化寒湿。如平时用热水泡脚，即使是在炎热的夏天也要坚持，平时注意保暖，这样就能抵御外部湿气的侵入。

而对于湿热来说，清热利湿比较重要，而穴位按摩法是一个不错的选择。按摩中脘穴、足三里穴、阴陵泉穴这三个穴位能很好地祛湿。中脘穴位于人体的上腹部，前正中线上。按摩中脘穴能够调理脾胃，补益中气，调畅气机。足三里穴位于小腿前外侧，距胫骨前缘一横指处。自古以来足三里这个穴位就被人们当作是治百病之穴。按压足三里穴具有健脾和胃、扶正培元的功能。阴陵泉穴位于小腿内侧，当胫骨内侧髁后下方凹陷处，它是脾经上的排湿大穴，按摩此穴可以快速祛除体内的脾湿，有健脾祛湿、调经血的作用。除了认清穴位之外，按摩手法也大有讲究。

体内湿气重的人往往都偏胖，看起来胖嘟嘟的却经常怕冷，因为体内的湿气运化不走，脸上还会时不时地冒出几颗痘来。

在按摩穴位的时候，首先在要按的穴位处涂抹按摩乳，然后采用自己感觉舒适的体位，用右手拇指平贴附在中脘穴上，以其余四指的指腹轻拂穴旁体位作为依托，然后以腕关节为主动，作顺时针或逆时针方向有节律的按摩。按摩足三里和阴陵泉时则半屈膝，用大拇指端着力，反复、不间断、有节律地回旋按摩。每个穴位按 3 ~ 5 分钟，以有酸胀感为宜。

长期坚持按摩这些穴位，非常有利于体内湿热的排出，经血暗黑成块的症状也会有所缓解。除了穴位按摩法外，还可以多吃一些薏米、山药、芡实、茯苓等健脾利湿的食物。如熬一些红豆薏米粥，红豆有利水和健脾胃的功效，薏米则能很好地祛湿。熬煮出来的粥口感不错，还能健脾祛湿，可谓是"寓治于吃"，这也正是食疗的魅力所在。很多人往往会花高价钱去买名贵的补药、保健品，殊不知生活中普普通通的食物就是最好的养身益补之品。

乳房胀痛、乳腺癌，
多是肝气郁结惹的祸

女人的乳房是重要的生殖器官之一，随着月经的来临，乳房开始变大，代表这时候一个女人成熟了，它同时也肩负着将来哺乳的责任。但它在代表女人美丽与母性的同时，也潜藏着罹患乳腺癌的危险。近年来，女性乳腺癌的发病率逐年上升，所以，对于女性来说，乳房异样需要特别引起重视。

有许多女性在月经来临的那几天总感觉乳房肿胀、痛不可摸。一般来说，经期乳房轻微胀痛是正常的，因为在行经期间及前后，经脉中的气血充盈，挤压乳腺脉络，就会造成乳房胀满、轻微疼痛。但有的女性经期乳房胀痛的情形非常严重，甚至不能触碰，连穿内衣都有障碍。如果出现这种情况，那就需要特别注意一下了。

中医认为，经期乳房胀痛与肝脏关系最为密切，最常见的是肝气郁结。女性月经前或月经期生气，工作压力，不顺心，情绪紧张或郁闷等，都会引起肝气郁结，从而导致乳房疼痛。因为乳房属肝，肝经在此循走，如果郁结伤肝，肝气受损，就会使肝的疏泄功能

在"大姨妈"来的那几天，很多女性都会感到乳房胀痛。轻微的疼痛是正常的生理期反应，如果疼痛难忍，就需要及时就医。

减弱，从而导致乳房经络不畅，经行时乳房胀痛。通常表现出经前乳房胀痒作痛、胸闷胁胀、乳头刺痛等症状。因此，这时要想消除这种疼痛，就需要舒肝解郁，理气止痛。

中医典籍里面记载有很多疏肝理气的中草药，但对于中草药的使用，需要有专业中医师的指导，况且中药苦口难咽。其实，经期乳房胀痛也不必过于惊慌，自己在家也可以轻松自我调养。

其中，用玫瑰花制成的花茶既方便又实用。玫瑰花是女性的好朋友，疏肝解郁、调经祛斑少不了它，可以长期服用。用玫瑰花泡茶喝，或者配柑橘类的花或果，如玳玳花、香橼还有橘皮等一起沏水代茶饮，会起到很好的疏肝理气的效果，可以缓解痛经和经期乳房胀痛。

此外，生麦芽饮对于疏肝理气也有很好的效果。生麦芽，属于生发之物，有生升的气息，能达肝而入脾，具有行气、退胀的作用。注意一定要选用生麦芽，而不能选用炒麦芽和焦麦芽，虽然都是麦芽，而且只有一字之差，功效却大不相同。炒麦芽主要用于回乳，焦麦芽主要用于食积不消、脘腹胀痛，对乳房胀痛帮助不大。生麦芽饮制作起来也很简单：将200克左右的生麦芽放入砂锅中，倒入约300毫升的水，先用大火煮沸，然后改用小火煎煮20分钟，滤出药液即可，早晚各服用一次。一般在经前三天连服3剂，就能起到预防和缓解经期乳房胀痛的作用。

除了内调法之外，外治法也可以很好地解决经期乳房胀痛的问题。如穴位按摩法，先用40～45℃的热水泡脚10分钟，然后按揉行间穴5分钟。行间穴是肝经上的穴位，具体位置在足背第一趾与第二趾之间，常按揉行间穴可以起到疏泄肝火的作用。

蓖麻油热敷法也有助于缓解胀痛。蓖麻是一种常见的草药，可以全株入药，有祛湿、通络、消肿、拔毒等诸多功效。蓖麻油对于经期乳房胀痛来说，

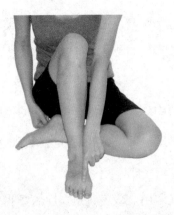

在足背部，第一、二足趾之间缝纹头处即是行间穴。常按揉行间穴能疏泄肝火。

涂抹能发挥"清凉、善定善散"的功效，涂抹蓖麻油将肌肤内的邪气拔出，消退导致肿胀的毒气，疏通经络、缓解痛感。其具体做法是：选择一块柔软且吸水性强的棉布，将蓖麻油滴在棉布上，以棉布湿润饱满的感觉为宜，但也不要过湿，以免四处滴流，然后将棉布轻轻敷在乳房上，再盖一层保鲜膜，最后用热敷袋进行热敷即可。敷的时候要注意调节温度，以自己能忍受为度。敷1个小时左右，就会感到胸部胀痛减轻了很多，有一种舒缓的感觉。

对于经期乳房胀痛的患者来说，生活习惯上也要注意。一是经前一周吃清淡一点的食物，能缓解经期乳房肿胀。二是要随时调整文胸的大小尺寸，有的人经前乳房胀大明显，应该适当选用比平时大一号的文胸，可以减少对乳房的挤压，减轻乳房胀痛感。

Tips

经前减"盐"可减少经期乳房胀痛

在月经来的前7～10天应该避免进食高盐食物，因为高盐会使乳房胀大。常在餐馆里解决一日三餐的人需要注意了，餐馆里的食物往往添加大量的佐料，盐分要比自家的菜肴高很多。如果你吃了很咸的炖菜或零食，也不要立即喝大量的水，因为这不仅不能中和盐分，还会让盐分通过液体渗透进血液，压迫血管。

女人也会肾虚，气血不足了就会肾虚

一说起肾虚，我们都会以为这是男人的专利。其实，女人也会肾虚，并且肾对于女性的气血来说也有很重要的作用。那么，女性肾虚究竟是什么原因引起的呢？

一是因为有些女性先天禀赋不足，本身体质较弱，所以身体器官机能本来就不是很好；二是后天失养，包括饮食不当、久病不愈、忧思过劳、纵欲过度、多次流产、熬夜、过度节食减肥等，这些不健康的生活方式都可能会导致气血不足、肾阳亏虚，而使机体功能失常。

有一些女性平时给人的感觉就比较虚弱，气色不好，时感手脚发凉，背部或腰膝部怕冷，怕累不爱动，不喜欢吃凉的东西。月经期间就更严重了，会出现小腹隐隐作痛，小腹及阴部空坠的感觉。月经色淡，月经量少，质地稀薄。并且伴有神疲困倦，气短乏力，腰酸腿软，头晕耳鸣，精神不振，面色苍白或萎黄晦暗，大便溏稀不成形，舌淡，舌边有齿痕等症状。当发现上述这些症状时，就表示这些女性出现了不同程度的肾虚。

中医认为，肾主阳，统领着全身的阳气。人体的阳气，好像太阳一样，天地运行不息主要依靠太阳的光明，如果人体的阳气失衡，就会使体力衰弱甚至减短其寿命。若阳虚阴盛，脏腑失于温养，就会影响血的生化运行，造成女性月经稀薄、经量少、痛经等。而针对于肾虚引起的痛经，补肾阳就是最好的办法。

补肾阳也要顺应季节，依据不同的季节特征用不同的食疗方，才能取得最佳的效果。冬天建议吃当归生姜羊肉汤；春秋季节建议吃黄芪山药乌鸡汤。当归生姜羊肉汤的做法和功效在前面已经讲到过。黄芪山药乌鸡汤也是一个不错的食疗方。黄芪性甘温，善入脾胃，为补中益气的要药，对气血亏虚有很好的效果。《中国药典》记载，山药性甘、平，归脾、肺、肾经，可脾肾双补。而乌鸡是中国特有的药用珍禽，它性平、味甘，具有滋阴清热、补肝益肾、健脾止泻等作用，食用乌鸡可以提高生理机能、延缓衰老、强筋健骨。

做法：取乌鸡半只，黄芪30克，鲜山药300克。将乌鸡洗干净，山药洗净去皮。把黄芪放入乌鸡腹内，用线缝合。将乌鸡和切好的山药段放入沙锅内，加黄酒1杯，加水适量（隔水炖也可以），待鸡肉烂熟，去黄芪药渣，食鸡肉山药饮汤。平时可以一周吃一次，长期坚持，有助于补足肾阳，痛经症状也会有所缓解。

除以上食疗方外，三七花代茶饮也是不错的选择。用三七花5朵、龙眼肉9克、大枣6枚一起泡水喝。三七花古籍记载较少，近代研究表明，三七花具有补气活血、通脉安神、抗炎镇痛、降脂降压等药理作用。三七花在中药里有个很大特点，既补血又活血又止血，活血不耗气，止血而不留瘀。对于肾阳亏虚、气血不足的患者，平时常喝三七花水，可以起到补气活血止痛的作用。

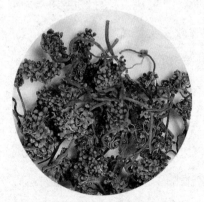

三七花茶有提神补气、清热护肝、降压安神、生津止渴的功效。既补血又止血，尤其适合肾阳亏虚、气血不足的痛经患者服用。

此外，一些好的生活习惯也能有效缓解肾虚。比如保证一定的睡觉时间，每天要睡够7小时，但是也不宜睡太多，尽量不要超过8小时，睡太多会更累。睡前不要大量饮水，因为肾虚的时候水液代谢不畅，很容易水肿。保持乐观的心态，减缓压力。有条件的话，早上可以进行慢跑等有氧运动，促进全身血液循环。

第四章

女人一生要养血，爱自己的女人会调养

　　女人要好好爱自己。爱自己才能更好地爱他人。然而，由于每月必来的"大姨妈"、生育、哺乳等，让女人极容易气血不足。女人，气血一旦不好了就会皮肤变差、身材走样、各种疾病也会找上门。女人，只有养好气血才能美到老、不变老。同时，调养气血也不像想象中那么难做，只要掌握一些调养气血的小偏方、小窍门，就能轻松养好气血。

艾叶泡脚巧治"宫寒"，
让你做个"暖美人"

一提到"宫寒"，大家肯定都不会陌生。"宫寒"顾名思义就是子宫寒冷，也就是中医学上"寒凝胞宫"的通俗说法。子宫就好像一朵生长在温室里的花朵一样，若是受到冷气的侵袭，就很容易受寒"凋谢"。而子宫又是月经链条上最重要的一环，要是子宫受寒了，就会引发一系列的月经不调症状，其中痛经自然就是首当其冲。

我们身体的五脏六腑在我们肉眼看不见的地方像一部精密仪器一样运转，要是哪一部分出了问题，它便用各种不适如疼痛等症状告诉我们。所以，当你痛经的时候，你就要注意是不是月经链条上的某个环节出了问题。从中医的角度看，痛经通常是"不通则痛"的结果，也就是气血流通不顺畅，经血不能无阻碍地排出，并因此造成疼痛，而这个也恰好是"宫寒"的一种表现。

除了最容易被我们感知的疼痛外，"宫寒"还会造成月经周期延后、经量过少、经色紫暗有血块、经血不畅，甚至引发闭经、不孕或妊娠后胎儿发育迟缓等症状。由此可见，"宫寒"的威力真是无穷。"宫寒"的杀伤力如此巨大，究竟有没有什么有效的手段可以遏制一下呢？要是能知道"宫寒"的原因，自然可以对症下药了。

寒冷就是宫寒的罪魁祸首，而祛寒就是重中之重。说到祛寒的特效药，艾叶就当仁不让了。《中国药典》记载艾叶味辛、苦，性温；归脾、肝、肾经；芳香温散，可升可降；具有温经止血、散寒止痛、降湿杀虫的功效。用艾叶水泡脚可以有效祛寒、除湿、通经络。

　　用艾叶水泡脚虽然看似操作简单，但实际上也是大有讲究的。具体做法是：取艾叶一小把煮水后泡脚或用纯艾叶做成的艾条取四分之一，撕碎后用纱布包好，放入泡脚桶里，用滚开的水冲泡一会儿，等艾叶泡开后再兑一些温水泡脚，泡到全身微微出汗，不能大汗。泡脚的时候还要注意保暖，不要脚是热的，上身却冷得直打哆嗦。泡完脚后可以用润肤液把足底脚面都搓搓一遍，起到按摩的效果。同时多喝一些温开水，不要吃寒凉的食物，注意休息。

　　艾叶泡脚有很多好处，所以有的女性恨不得天天都泡，但这种做法却是不可取的。对于身体寒湿重的病人，每周一次用艾叶水泡脚是最好的，同时，必须停吃寒凉的食物。还可以在用艾叶水泡脚的同时，喝上一杯生姜红枣水，这样既祛了寒又不泻气。泡脚的水温不宜过高，一般不超过42℃。对于有高血压、糖尿病的人来说，泡脚时更要谨慎。另外，月经期也不主张用药物泡脚。

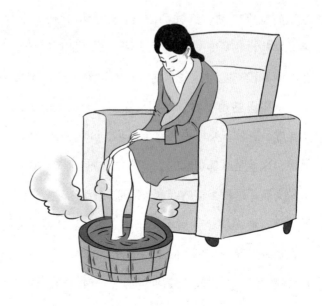

泡脚虽然只是一件小事，作用可不小，长期坚持泡脚，对身体大有裨益。

头痛需分型：柴胡、川芎有奇效

有些女孩子经常会有这样的经历，在月经来的前一天会开始头疼，明明没有感冒，经期又不敢吃药，等到经期结束之后，头痛又消失了。原来，这种只在经期出现头疼的症状叫作经期头痛，发作时先是大脑一侧感到刺痛，然后蔓延到整个脑部。有时只是一侧偏头痛，有时候腹痛和头痛一起来，真是雪上加霜，什么事情都做不了。

女性在月经期会出现激素的波动，血清中的雌二醇浓度降低，引起血管张力的变化，一些对此敏感的女性就会产生头痛。若是在经期恰好吃了很多巧克力，就可能会让头痛变得更严重，因为巧克力含有干酪胺，这是引起偏头痛的主要可疑物。若是喝了一些含咖啡因和酒精的饮料，如咖啡、可乐、茶、高浓度白酒、红葡萄酒等，也会引起血管扩张，导致经期偏头痛。但是，这些食物只是容易诱发头痛，并不是直接导致头痛的原因。而有些女性在经期并没有吃过这些东西，依然感到头疼，这又是为什么呢？

从中医的角度看，经期头痛主要有两个方面的原因：一个是肝郁，一个是血虚。肝郁就是肝火旺盛，血热，肝气上逆。像例假来临之前情绪比较易怒易躁，这就是肝郁引起的。情绪异常加上睡眠不好，导致火气上扰于脑，以致头晕头痛。这种类型的经期头痛通常有胀痛感，而且在月经前或者来月经第一天就疼。血虚就是气血不足，血不养精。血液的量不足，不能满足大脑的需要，脑失所养，就会头痛。但这种类型的疼痛相对温和，不是刺痛，并且通常是后脑勺疼，用手按摩会减轻痛感，并且一般发生在月经量多的时候。

既然我们已经弄清楚经期头痛的原因，那我们就可以对症下药了。当治疗由于肝郁引起的经期头痛时，柴胡可以取得很好的效果。柴胡性微寒，味苦、辛，归肝经、胆经，具有疏肝利胆、疏气解郁、散火的功效。取柴胡、荆芥穗、丹参、薄荷各6克，经前五天煎水代茶饮。长期坚持下来就能很好地缓解经期头痛的症状。

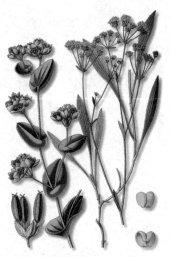

柴胡主治腹部胃肠结气、寒热邪气、虚劳发热、骨节烦热等。久服可除伤寒、胃中烦热、痰热结实、胸中邪气，对治疗经期头痛有奇效。

当治疗由血虚引起的经期头疼时，川芎就当仁不让了。《神农本草经》中记载，川芎"主中风入脑头痛，寒痹，筋脉缓急，金疮，妇人血闭无子"。川芎是妇科要药，能活血调经，可用以治疗多种妇科疾病，如血瘀经闭，痛经等，能很好地活血顺气。将当归、川芎、白芷以3：2：1的比例打粉，经前一周开始服用，用温开水冲服，每天两次，每次6～9克（大约一汤勺），这样就能缓解头痛了。但要注意，经期时和虚火旺盛的人是不可服用的。

中医认为头为六阳之首，子宫为任脉的起点，经期抵抗力相对减弱，所以洗头后应注意及时擦干或用电吹风吹干，以免受风寒而引起头痛。

而长期经期头痛的人，如果是顽固性头痛伴随恶心呕吐，甚至在经净后仍持续头痛，就应去医院做深入检查，明确是否有器质性病变。

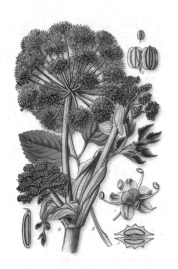

川芎是妇科要药，能活血调经，可用于治疗多种妇科疾病，如血瘀经闭、痛经等。

你认为红糖姜水是补血止痛良药？
其实不然

对于大部分女性来说，红糖姜水是"好朋友"的好朋友，当月经来潮的时候，很多人都会选择喝红糖姜水。因为经期会造成一定程度的失血，而红糖恰好可以补血，就以为喝红糖水肯定能把流失的"血"补回来。再加上生姜性温，还可以很好地缓解痛经，喝了肯定没有坏处。所以有些美眉们在月经期间甚至会把红糖姜水当水喝。可在月经期间喝红糖姜水真的有效吗？

女性适当饮用红糖姜水可以调养身体，起到滋补的功效，对痛经的女性也有缓解痛经的作用。但是别忘了红糖还有散瘀活血的作用，所以月经期间最好不要过多服用，以免造成经血过多。有些女性会发现，经期喝了红糖水，血量明显变多了，有些人甚至还会窃喜，认为是在排毒，其实月经量过多对身体非但没有好处，反而会引起贫血。所以，经期尽量少喝红糖水，但在经期前后适当喝些红糖水却是有好处的。

红糖的好处在于"温而补之，温而通之，温而散之"，也就是我们俗称的温补。红糖所含有的葡萄糖释放能量快，吸收利用率高，可以快速地补充体力。未经过精炼的红糖保留了较多甘蔗的营养成分，也更加容易被人体消化吸收，因此能快速补充体力、增加活力，其中不仅含有可提供热能的碳水化合物，还含有人体生长发育不可缺少的核黄素、胡萝卜素、烟酸和锰、锌、铬等微量元素。此外，红糖还富含钙和铁，对于随经血流失的铁元素起到了一个很好的补充作用。

生姜味辛、性温，归肺、脾、胃经，有温中驱寒的功效，特别适合体质偏寒而导致痛经的人食用。所以将红糖与生姜一起加水熬煮，制成红糖姜水，经期前后喝有补气益血的作用。经前喝红糖姜水可以让身体温暖，增加能量，活络气血，加快血液循环，所以月经也会排得较为顺畅。如果经后感觉精神差，气色不好，可以每天喝一杯红糖姜水，就可以很好地改善气血。

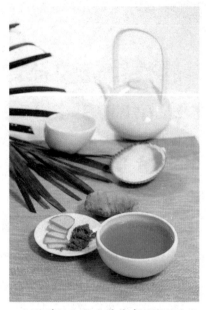

一杯简单的红糖生姜茶有助于补足气血，缓解痛经。但注意不要在经期过多食用，以免引起月经量过多。

虽然说红糖姜水对治疗普通的、因寒而生的痛经能起到较好的效果，但是特别严重的痛经不能仅仅依靠红糖姜水来缓解，应去医院就诊。此外，红糖毕竟是糖，一般来说，我们所吃的食物、水果中本身就含有一定的糖分，能够满足我们人体所需，所以不提倡额外补充很多的糖分。所以，红糖水喝多了也会破坏我们原有的饮食习惯，容易引起上火，故不提倡多喝。

对于红糖姜水治痛经，这是一个需要区别对待的问题。体质不同，效果也就不同。对于体质偏凉而且贪凉、爱吃冰激凌和冰镇食物的女孩子来说，喝红糖姜水肯定是比较有效的；但是对于那些体质偏热、容易上火或者痛经比较严重的人来说，就不适用了。再好的食疗方都代替不了医生，要是痛经已经严重到影响正常工作和生活，就要注意是不是出现器官上的病变了，建议及时就医。

腰疼首先要补肾，
经常喝点杜仲茶来帮忙

　　每个女人每个月都会有几天"好朋友"的陪伴，有的"好朋友"会使女性朋友高兴，而有的"好朋友"给女性朋友带来痛苦，比如经期腰痛。来月经的时候，有些女性经常会感到腰酸背痛，有时还会持续很长的时间，可能长达半个月的时间都是在腰痛中度过，给生活带来了极大的不便，严重的甚至会危害女性的健康。为什么有些女性在来月经的时候会腰酸背痛呢？

　　中医认为，这多是由气血瘀滞引起的。非经期时，气血充足，气血运行良好，没有出现瘀滞的状况，则没有腰痛的症状。但行经时阳虚气弱、肾阳不足、寒凝带脉，致使带脉气结不通而出现疼痛。带脉是"奇经八脉"之一，带脉循行起于季胁，斜向下行到带脉穴，大概围绕小腹、腰部一周。并于带脉穴处再向前下方沿髋骨上缘斜行到少腹。另外，月经期间女性情绪不稳，肝失疏泄，血行不利，气滞血瘀，冲任二脉和胞宫都会出现气血壅滞的状况。再加上肝气不疏，

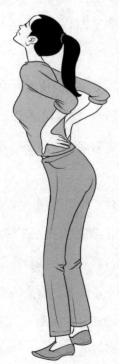

几乎每个女人在经期或多或少都会感到腰酸背痛。如果疼痛难忍，影响到正常的工作、生活的话，就要及时就医了。

肾气被堵，而"腰为肾之府"，腰好比桥梁，而桥梁拥堵，气血不能顺利下行，身体所需的营养也不能顺利地输送到四肢，因此就会腰酸背痛。所以，缓解经期腰痛，首先需要的就是补肾阳，强肾气，以解决瘀滞的问题。

而杜仲则是滋肝养肾的一味好药材，能强健筋骨，解决经期腰痛的问题。《神农本草经》中记

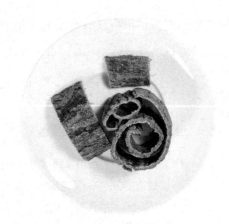

杜仲能补肾强筋骨，有补肝养肾，滋养五脏六腑，治疗风湿的功效，因而对治疗经期腰痛有很好的疗效。

载杜仲"治腰膝痛，益精气，壮筋骨，强意志"。杜仲性甘、温，归肝、肾经，有补肝肾、强筋骨、安胎的功效，可用于肝肾虚弱引起的腰膝酸痛，筋骨无力，头晕目眩等症状。用杜仲、续断、桑寄生各9克，煎水服，每日两次，经期需停药。桑寄生、续断也有祛风湿、补肝肾、强筋骨的功效，搭配起来效果更好，这样就能起到很好的缓解经期腰酸背痛的效果。

经期缓解腰痛，还可以徒手按摩肾俞和命门穴。命门穴位于腰部，当后正中线上，第二腰椎棘突下凹陷中，约与肚脐在同一水平处。肾俞穴位于腰部第2腰椎棘突下旁开1.5寸处，与命门穴相平。用温热的掌心贴于后腰部，进行上下按摩，至局部温热，然后掌心熨贴在腰部2、3分钟再拿开，稍作休息。按摩完了，还可以用热毛巾热敷一下缓解疼痛，也可以使用热水袋。另外，对于经期常常腰痛的女性来说，经期应避免过冷、过热的刺激，比如用冷水淋浴和蒸桑拿等，尤其是下腹部不宜受凉，不要淋雨、涉水或游泳，不要坐在湿润、阴凉之处以及空调、电扇的风道口。因为寒湿也是腰痛的重要原因，寒邪入侵，气血运行不畅，经期腰痛的概率就高了。平时工作

需要久坐的白领，也应该时常站起来活动一下腰部，这些都有利于防止和缓解腰痛。如果平时月经量偏多，不宜在经期进行腰腹部热敷。

Tips

经期腰痛时切忌捶打腰部

腰酸腿胀时，我们常通过捶打酸胀的肌肉来缓解不适。同样，不少女性在经期也会习惯性地捶打腰部缓解腰部酸胀。但这么做是不对的。经期腰部酸胀是盆腔充血引起的，此时捶打腰部会导致盆腔更加充血，反而加剧酸胀感。另外，经期捶腰还不利于子宫内膜剥落后创面的修复愈合，导致流血增多，经期延长。

痛经还有"小肉块"，
"失笑散"让你恢复好气色

有的女性发现在经期会排出一些"小肉块"，每次排出之前都会剧痛一下，排完之后疼痛感有所减轻。那这种小肉块究竟是什么东西呢？为什么会出现这样的小肉块呢？

这些"小肉块"就是子宫内膜整片脱落排出而形成的膜样月经。它像肉膜一样的一大块，混着血团，排出前通常会因子宫强烈收缩而引起疼痛，严重时甚至会有冒冷汗、呕吐、昏厥等症状，排出后痛感马上得到缓解。这种经期疼痛在医学上叫作膜样痛经。

从现代医学角度来看，月经是子宫内膜脱落物，是正常的生理现象。每个女人都会排出这样的东西，只是有的大，有的小。小的内膜脱落物，一般不会引起我们的注意，但如果排出大块的内膜脱落物，并有严重的痛感，就属于不正常的现象。这个病也属于中医的"痛经"范畴，是元气不足、命门火衰，也就是身体的底子太弱，加上肝郁气滞或寒凝血脉所致。需要活血化瘀，理气止痛，温经散寒。

那有没有什么比较好的药方能解决由血瘀引起的膜样痛经呢？不如试试"失笑散"。取蒲黄、五灵脂各 6 克，用布包好，加水煎服，每日两次。这是中医治疗血瘀引起的疼痛的一张经典处方，出自宋代《太平惠民和剂局方》，有活血化瘀、散结止痛的功效。"失笑散"中的五灵脂能通利血脉、散瘀止痛；蒲黄能行血、止血。说到"失笑散"，还有一个传说呢。相传，北宋年

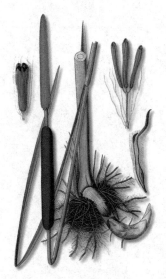

蒲黄，味甘、平，无毒。主治五脏心下邪气，口中烂臭。有补中益气、和血脉的功效。

间，有一待嫁小姐，临上花轿前，痛经难忍，腹痛如绞，无法出门，一家人慌得六神无主，一筹莫展。恰好有一郎中路过此地，用一匙黄褐色的药粉，半碗香醋调匀让小姐饮用后，缓解了小姐的痛经。少女痛止，展颜一笑，高高兴兴上了花轿。中药药粉称为"散剂"，又因为服了此药后"忍不住、情不自禁地笑了"，故将此药方称作"失笑散"。李时珍屡用屡验，称其为"神方"。失笑散虽好，但必须对症应用，不能滥用，血虚证、无瘀血者禁用。

除了"失笑散"之外，干姜大枣红糖水也是一个不错的选择。因为寒凝血瘀也是造成膜样痛经的重要原因。取干姜3片，大枣、红糖各20克。将干姜、大枣洗净，干姜切片，大枣去核，加水和红糖煎，喝汤，吃大枣。这个方子具有温经散寒的功效，适用于寒性痛经。干姜温中散寒，回阳通脉，燥湿消痰，主治脘腹冷痛、呕吐、腹泻、寒饮喘咳、寒湿痹痛等症。大枣补中益气，养血安神，且富含蛋白质、脂肪、糖类、胡萝卜素、维生素以及钙、磷、铁等营养成分。其中维生素C的含量在水果中名列前茅，有"维生素王"的美称，具有增强抵抗力、抗氧化、抗衰老、防止贫血的作用，平时脾虚食少、常拉肚子、疲劳乏力、血虚头晕的女性可以多吃。

暖身药包贴肚脐，
让小肚子暖暖的不再痛

　　女孩子每个月总有那么几天特别难熬，"痛经"这个准时报到的"好朋友"真是令人苦不堪言。当痛得厉害的时候只好用热水袋敷下腹部，虽然起到了一定的效果，但是热水袋水冷得快，得经常换水，有的时候水太烫还容易烫伤。那有没有比热水袋更好用的缓解痛经的外敷型产品呢？答案当然是有，就是丁香花药包。

　　提到丁香，许多人会想到那开得非常漂亮的花，但实际上，药用的丁香和平时看到的丁香花不是同一种植物，它也是一味中药。《药性解》中提到丁香花："味甘香，性温，壮阳暖腰膝，疗冷气。"它的这些药性对于缓解痛经的效果非常好。因为中医认为导致痛经一个很重要的原因就是我们的身体遭到了寒气的侵入，比如说吃得凉了，穿得少了，从而导致寒凝血瘀，使气血在体内的运行受到阻碍，就好像天气太冷了将供暖的管子冻住了一样，暖气无法到达子宫，就会导致"宫寒"，从而产生痛经。而丁香性温，有抗血小板聚集、抗凝和抗血栓形成的作用，也就是我们常说的活血化瘀，所以对于宫寒引起的痛经有很好的效果。

　　在制作小药包时，取丁香 30 ~ 50 克，用锅炒热或用微波炉加热至 50℃左右，放入小布袋中，最好是双层夹薄棉的，这样一可以保温，二可以防烫伤。这样药包就做好了，然后将它敷在脐部。从经前一周开始敷，凉了可以再加热反复使用，1 ~ 2 天更换一次药包即可。长期坚持下去，对痛经有很

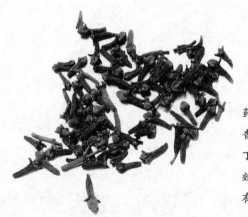

药用丁香不是我们平时看到的丁香花，而是厨房的调料丁香。干丁香可以入药，有活血化瘀的功效，对于治疗宫寒引起的痛经很有疗效。

大的作用。如果痛经严重，我们还可以用复方脐疗包，温通的力量更强，效果更好。准备丁香30克，小茴香30克，细辛10克，炒热或是用微波加至50℃左右，放入双层夹薄棉的小布袋，敷在脐部。经前一周开始敷。可以加热反复使用。一般1～2天换药一次。关于脐疗的论述早在《黄帝内经》中就有记载。脐，又称"神阙"，它与人体十二经脉相连、五脏六腑相通。中医认为，寒凝血瘀是导致痛经的一个重要因素，脐通百脉，用"脐疗方"热敷，可以通经止痛。

丁香制作的暖身药包是一个由外而内的暖宫方法，可以缓解外寒导致的痛经。但是引起痛经的除了外部寒冷侵袭之外，还有内部血瘀的原因。而要想从内而外地调理痛经的问题，丁香花也有奇效。用丁香3克，蒲黄花、五灵脂、赤芍、炙甘草各5克，煎水代茶饮，月经前一周开始服用，连服7～10天。如果月经量多的话，经期见血就停用；若月经量少的话，月经期也可以服用。这个药方有暖宫、缓解痛经的作用，既经济又实惠。

丁香药包物美价廉，纯天然的脐疗能让我们轻松远离痛经。而且丁香不仅可以外敷还可以内用，由里到外为痛经加上"双保险"。所以，如果你正被痛经所困扰，那不妨自己动手做一个丁香脐疗小药包。

第五章

人体自有特效药，穴位按摩，让气血活起来

很多人一听到自己气血不好了就如临大敌。确实，气血出了问题，身体各方面都会受到影响。然而，我们也没必要谈气血色变。其实，我们的身体就是一个大能源库，很多时候不需要寻医问药，只要掌握了身体这个能源库，很多疾病都能不药自愈。穴位按摩就是其中一个重要方面。经络穴位是父母留给我们的"医生"，它联结着全身各个器官。俗话说"痛则不通，通则不痛"，只要学会了穴位按摩与调理，也就获得了调养气血的独门秘方。

足临泣穴——女人的福穴，还你好气色

痛经是几乎所有的女性都曾经体验过的痛，它不易引起女性朋友的注意，却着实对生活带来一定的影响。痛经持续的时间久了，还会影响气色，整个人看起来没精神。所以，对于痛经我们自然不能放任不理。在中医看来，痛经是血流不畅引起的，中医上叫血瘀，就是经血瘀滞，"不通则痛"。最常见的就是寒瘀。《素问·调经论》中记载："气血者，喜温而恶寒，寒则泣而不流，温则消而去之。"穿得少吃得冷的人，血液中肯定自带寒气，引起的后果就是气血凝滞产生痛经。而另外一种就是热瘀，有些女性在经期不仅痛得死去活来，还会得溃疡、脸上长痘、脾气暴躁。通俗地讲，这说明火气大了，"火气"会烧掉血液中的水分，血液就慢慢变黏稠、瘀滞。如果你不清楚自己痛经是因为火大，"大姨妈"一来，就猛灌生姜红糖水，生姜红糖水是驱寒的，若是本身火气就大的话，那就等同于火上浇油。

看来，痛经的原因非常复杂。所以，一痛经就吃乌鸡白凤丸、喝红糖水的做法是不科学的，一定要"认清敌人的真面目"。当然，大多数人可能都不知道自己痛经的类型，但有一个"克敌制胜"的重要法宝，不管对什么类型的痛经都比较有效，那就是按摩足临泣穴。为什么是足临泣穴呢？

足，指穴在足部。临，居高临下之意。泣，泪也。该穴名的意思是胆经的水湿风气在此化雨冷降，气血的运行变化如泪滴从上滴落一般，故而得名。足临泣穴位于足背外侧，第四趾关节的后方，小趾伸肌腱的外侧凹陷处，它还是胆经"输"穴，输就是疏通、流通的意思，也就是说，该穴是清理体内垃圾的

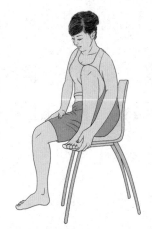

左手轻握左边脚趾，手指四指向下，弯曲大拇指，大拇指指甲垂直轻轻掐按的穴位即是足临泣穴。

重要机关，而该穴又是八脉交会穴之一，且通于带脉，所以它的疏通能力就更加强大了。此穴还有运化风气、冷降水湿的功效，配合三阴交穴、中极穴一起按摩能起到很好的疏通气血的作用。这个穴位还叫女福穴，意思就是为女性谋福利的穴位，充分说明了对女生的重要性。

按摩此穴位的具体方法是：在每只脚上按上 10 ~ 20 分钟，用手指头按住足临泣穴不动不揉，使劲按住就行，然后再按另一脚上的足临泣穴，同样按 10 ~ 20 分钟就可以了。尤其是例假前天天按，止痛效果很好。

当然，对足临泣穴的按摩要长期坚持才会有效果。不要等到"大姨妈"光顾时才临时抱佛脚，可在每天晚上洗脚的时候按摩一会儿，或者坐在沙发上一边看电视一边按摩。

按摩穴位终究是一个缓解方法，中医有"气为血之帅"的说法，气牵引着血前进，如果气不顺了，就像水龙头不通，就算拧开了，水也流不出，或者只能滴几滴。中医说，"怒则气上，喜则气缓，恐则气下，惊则气乱，悲则气消，忧则气聚，思则气结"。可见，气和情绪是息息相关的。所以要想摆脱气滞，就要注意保持心平气和，不必为鸡毛蒜皮之事动气，否则不仅会痛经，脸色也不会好。

常按"妇科三阴交"，
妇科好、皮肤润、不显老

　　穴位是父母赐予我们的巨额财产，尤其是三阴交穴，可以帮助我们保持年轻、延缓衰老、推迟更年期、保证女人的魅力。所谓三阴交，表示有三条"阴"脉交汇在一起，分别是足厥阴肝经、足太阴脾经、足少阴肾经。肝管人体的气机，有疏泄的功能；脾是后天之本，气血生化的源头；肾为先天之本，藏于先天的经气，主人体的生长发育、骨骼强壮等功能。先天后天都有了，身体的气机也有了，所以与三者相关的穴位非常重要。

　　三阴交穴在小腿内侧，脚踝骨的最高点往上三寸处（自己的手横着放，约四根手指横着的宽度）。脾化生气血、统摄血液，肝藏血，肾精生气血。女人只要气血足，那些月经提前、月经滞后、月经紊乱、月经不来等月经不调的症状就都会消失。所以，常按三阴交穴，能促进任脉、督脉、冲脉的畅

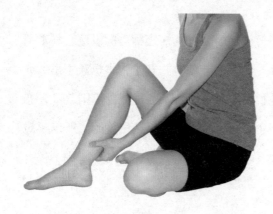

从内踝尖向上四横指的骨骼后侧边缘处就是三阴交穴，按压时有略微疼痛感。每天按摩三阴交穴10～20分钟能够把身体里面的毒素、湿气排出体外，调理脾胃虚弱。

通，有助于女性气血的流通，可以起到调经的作用。三阴交穴是十总穴之一，所谓"妇科三阴交"，顾名思义此穴对于妇科疾病甚有疗效。凡月经过多、过少、经前综合征、更年期综合征等，按摩此穴皆可治疗。

按摩三阴交穴还可以保养子宫和卵巢，人体的任脉、督脉、冲脉这三条经脉的经气都同起于胞宫（子宫）。其中，任脉主管人体全身之血，督脉主管人体全身之气，冲脉主管所有经脉。每天晚上 5 ~ 7 点，肾经当令之时，用力按揉每条腿的三阴交穴各 15 分钟左右，能保养子宫和卵巢。

月经好，自然皮肤也好，所以按摩三阴交穴还能帮助解决"面子"问题。女人脸上长斑、痘、皱纹，其实都与气血不通有关。只要每天晚上 9 ~ 11 点之间，三焦经当令之时，按揉两条腿的三阴交穴各 15 分钟，就能调顺气血，还能祛斑、祛痘、祛皱。不过，要长期坚持才有效果，坚持每天按揉，按揉一个月之后，症状才有可能缓解。

刮痧，让不通的地方通起来，痛就消失了

疼痛是人体的一种保护性反应，是为了提醒人们要注意疼痛的地方。中医则有一句名言："痛则不通，通则不痛。"像经常痛经则肯定会有瘀滞的问题。止痛药的运用缓解了人体的痛苦，但并没有解决不通的问题。在日常生活中，道路如果不通且不疏导，不断堵塞，最终会使道路堵死而没有了运输功能。人体也是一样的，如果长期不解决不通的问题，则一定会出现更大的问题。

而刮痧便能很好地解决不通的问题。刮痧是传统的自然疗法之一，它是以中医皮部理论为基础，用器具（牛角、玉石等）在皮肤相关部位刮拭，以达到疏通经络、活血化瘀的目的。明代郭志邃著有《痧胀玉衡》一书，完整地记录了各类痧症百余种。近代著名中医外治家吴尚先对刮痧给予了充分肯定，他说："阳痧腹痛，莫妙以瓷调羹蘸香油刮背，盖五脏之系，咸在于背，刮之则邪气随降，病自松解。"刮痧之所以会有效，就是因为疏通了经脉，解决了痛经中经脉不通的根本问题。其实，刮痧的好处还远不止这一点，因为皮下的瘀需要人体的免疫系统来清除，这就又起到了激活免疫系统的作用。

从中医的角度看，痛经主要分为实证和虚证两种。实证多为行经期受寒或吃冷饮，以致血络凝滞，瘀血停滞胞中，经行受阻；或因情志郁结，气滞经行不畅所致。主要表现为经行不畅，小腹疼痛剧烈，经色紫红而夹有血

块，下血块后痛即缓解。而虚证主要因体质虚弱，或大病、久病之后，气血不足渐至血海空虚，胞脉失养所致。主要临床表现为腹痛多在月经干净后，痛势绵绵不休，经量减少，伴腰酸肢体乏力，饭量减少，头晕心悸，舌淡等症状。那治痛经究竟有几种不同的刮痧治疗方法呢?

刮督脉：由至阳穴处沿脊柱向下经命门、腰阳关等穴，刮至腰俞穴处；

刮任脉：由中脘穴处经前正中线向下经气海、关元、中极穴刮至曲骨穴处。

刮足太阳膀胱经：由膈俞穴处沿脊柱两侧经肝俞、脾俞、肾俞、志室、关元俞等穴，刮至次髎支处。

刮足三阴经：由血海穴处沿下肢内侧向下经阴陵泉、曲泉、地机、三阴交等穴，刮至太溪穴处。

此外，根据月经的不同病症，还应该随症加减。实证宜在腰骶部腧穴处重刮，用泻法；虚证者加刮足三里穴处；肝郁气滞者，加刮足厥阴肝经之原穴太冲处；头晕、心悸者加刮手厥阴心包经之络穴内关穴处。

此外，还要注意：宜在月经前进行刮痧治疗，经期忌刮痧治疗。痛经病人平时要注意个人卫生，勤换内裤，经期尽量少碰冷水。此外，还要保持心情舒畅，戒食生冷及辛辣食物，劳逸结合，经期应禁止性生活。

刮痧治疗痛经不仅可以改善痛经的症状，还能够对女性身体的多种疾病进行治疗，并且和药物治疗不同的是，刮痧没有任何副作用，女性朋友们不妨试一试。

平板形的刮痧板主要用于大面积的部位，如背部、腿部等，适合于缓解痛经的刮痧。

气海一穴暖全身，气顺了血自然就通畅了

痛经、乳房胀痛等是许多女人的顽疾。以中医的观点，经络内连脏腑，外连肢节，日常生活中常做一些经络穴位按摩，具有使气血流通，调节机体各种功能的作用。而气海穴就是对于女性非常重要的一个穴位。俗话说，"气海一穴暖全身"，气海穴就是顽固痛经的强劲对手。气海穴又有"性命之祖""生气之源"的美誉。可以说，它是上天赐予那些先天不足、体质虚弱之人的宝贝。

在"官渡之战"中，曹操以一万人大胜袁绍的十万人马，是中国战争史上以少胜多的经典案例。兵力悬殊如此之大，曹操究竟是怎么战胜袁军的呢？因为他派人烧掉了袁军所囤积的粮草，军中无粮则人心动摇，袁军失去

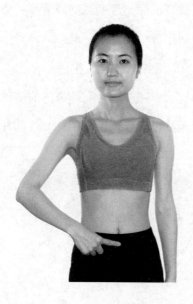

气海穴位于肚脐眼下方1.5寸（约两横指）的位置，是保证人体机能正常运行的"粮草"。

了斗志，哪能不败呢？而气海穴就像上面所说的粮草库一样，在幕后为我们的心神安宁起着重要的保障作用。

气海穴位于肚脐直下约 1 寸半处。气，气态物也。海，大也。气海穴的名字的意思是指任脉水气在此吸热后气化胀散，从而化为充盛之气，因此，本穴如同气之海洋，所以得名气海。气海穴就是补气的要穴。"气为血之帅"，气能推动精血水谷运行滋养全身，这样，五脏六腑才有足够的精力去各司其职。

气海穴还是气升降开合的枢纽，是储存气的重要部位。因此，如果出现腹部胀满、消化不良、大便不通等症状时，也可以多按摩气海穴。

"气海一穴暖全身"，就是说气海具有温养、强壮身体的作用。对先天不足、后天失养，体质虚弱的人来说，经常按摩气海穴具有良好的疗效。如果加上艾灸或拔罐，效果会更加明显。

女人一生要养血，多揉血海穴，气色红润显年轻

穴位按摩一直是备受推崇的祛病养生方式。天枢穴、血海穴、三阴交穴、足三里穴等都是不错的补血养生穴位。坚持按摩可补血养生，祛病防病。

中医理论认为："血为女人之本。""俗话也说，"守得一份血，就留住一份青春"。女人究竟该怎样补血，舒缓经络气血呢？中医认为，女人补血是一生必做的事情。人体有许多补血养生穴位，常按摩这些养生穴位，可补血调血。

"补血找血海，补气找气海"，血海穴就是补血必按的穴位之一。"血，受热变成的红色液体也。海，大也。"整体意思就是气血物质充斥的范围巨大如海，故名。血海穴，属足太阴脾经之穴，是脾经所生之血聚集之处，有

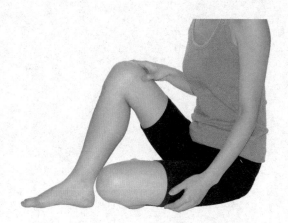

血海穴在膝盖骨内侧边缘往上2寸的地方，左右各一。当膝盖用力时，在膝盖内侧的凹陷处即为该穴。本穴能清血利湿，主治月经不调、崩漏、经闭等。

化血为气、运化脾血之功能。还有引血归经、治疗血症之功效，刺破血海穴，可去除人体内的瘀血，并促生新血。本穴能清血利湿，主治月经不调、崩漏、经闭等，还有利于祛除荨麻疹、湿疹、丹毒、痈疮、脸上的雀斑等。

血海穴位于大腿内侧，在髌底内侧端上 2 寸，股四头肌隆起处，取穴时正坐，跷左足置放于右腿膝盖上，将右手拇指以外的四指并拢，小指尖置于膝盖骨内侧的上角，则食指指腹所在之处即是。拍打或按摩血海穴，对治妇女痛经和经血过多或过少有效，配合按摩三阴交穴、太溪穴效果更佳。痛经伴有呕吐时，按摩此穴同时按足三里穴，可立刻缓解症状。

每天上午 9 ~ 11 点间拍打血海穴，每次 10 秒，连续 3 ~ 5 次。或者按摩，轻柔每侧 3 分钟，21 ~ 23 点间再艾灸此穴，对妇女月经不调、痛经及因气血瘀滞引起的肥胖、关节痛等症非常有效。此外，多按摩此穴，长期坚持下去还会面色红润。

气不顺了，找准内关穴和膻中穴，揉一揉就能好很多

人们进入更年期后，随着年龄的增长，经常会出现胸闷心悸的状况，常心慌、气促，伴有心前区或不固定位置的刺痛、闷压感，心跳突然变得重而快，有时甚至呼吸不畅，大口喘气。可能是突然发作，也可能在潮热后发生。虽然随着年龄的增长，症状会慢慢消失，但是还是要注意预防，以免造成大问题。

胸闷心慌多因脏腑气血阴阳亏虚、心神失养所致，治疗当以补益气血、调整阴阳为主，配合具有养心安神功效的食物，如莲子、百合、酸枣仁、党参、生地等。所以更年期要注意养心。中医认为，心为君主之官，其重要性可想而知。心血管的功能正常，其他的脏器才能得到气血的灌溉。养心要避免焦虑，注意饮食起居，尽量避免熬夜，并要做适度锻炼。而按摩穴位也是很好的缓解胸闷心慌的方法。

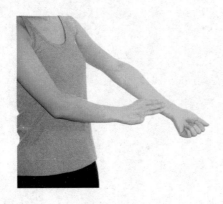

采用正坐或仰卧、仰掌的姿势，从近手腕之横皱纹的中央，往上约两指宽处即是内关穴。用左手的拇指尖按压右内关穴上，左手食指压在同侧外关，按捏10～15分钟，每日2～3次；再用右手按压左侧的穴位，反复操作即可。

　　缓解胸闷可以按内关穴。内关穴属手厥阴心包经，按揉内关穴能够宁心安神，理气止痛。内关穴位于前臂正中，腕横纹上两寸，在挠则屈腕肌腱同掌长肌腱之间，取穴时手掌朝上，当握拳或手掌上抬时就能看到手腕中间有两条筋，内关穴就在这两条筋中间，腕横纹上（朝向心脏）两寸处。按摩穴位时注意力道要适当，不可太强，以有酸胀感为佳，按揉 3 ～ 5 分钟就可以了。

　　除了内关穴之外，膻中穴也是比较好的能缓解胸闷心悸的穴位。膻中穴位于胸部，在前正中线上，第四肋间，两乳头连线的中点。膻中穴是心包募穴，即心包经经气聚集之处，是气会穴，也就是宗气聚会之处。而且还是任脉与足太阴、足少阴、手太阳、手少阳经的交会穴。能理气活血通络，宽胸理气，止咳平喘。工作、生活压力大时，极易胸闷气短，此时按按膻中穴，可使气机顺畅，改善胸闷症状。而按揉膻中穴还有几种不同的手法，且每种手法起到的效果也有些许差异。

　　一种是指揉膻中穴法。仰卧时，用一手拇指或中指螺纹面着力，定在膻中穴上，其余四指轻触体表或握空拳，腕关节轻轻摆动，或小幅度环旋转

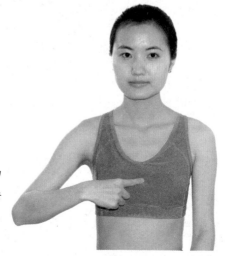

由锁骨往下数第四肋间，平第四肋间，当前正中线上就是膻中穴。按揉本穴能理气活血通络，宽胸理气，止咳平喘，能有效缓解胸闷的症状。

动，使着力部分带动该处的皮下组织反复不间断地、有节律地、轻柔缓和地回旋揉动。

第二种是四指按膻中穴法。仰卧时，用右手食、中、环、小指并拢，指面着力，附着于膻中穴上，以腕关节稍悬屈做主动的环转运动，连同前臂和着力部分做顺时针或逆时针方向的环形而有节律的抚摩运动。操作时要求手腕灵活，轻而不浮。

第三种是侧掌振膻中穴法。仰卧时，用右手小鱼际部着力，紧紧按压在膻中穴处，以手腕做高频率屈伸式的摆动为主，带动小鱼际做快速而有节律的振颤动作 1 ~ 2 分钟。操作时要求小鱼际着力部分紧压膻中穴处，不能产生滑动，以免影响疗效。

这三种手法的刺激强度由弱至强，第一种方法最柔和，也最易掌握，患者自己就可以操作，但是第三种方式只能由医者或家属操作。但是若是胸闷症状特别严重，建议及时就医，以免是心血管疾病引起的胸闷，从而耽误了治疗时机。

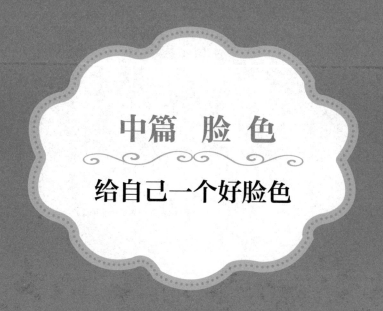

中篇 脸色

给自己一个好脸色

　　脸色事关每个人的"面子"问题，"面子"出了问题自然就抬不起头来。然而现实中，"面子"却经常出问题，脸色苍白没有光泽、长斑、长痘……这些都一点点地削减着人们的自信。更为关键的是，脸色出了问题不仅仅事关"面子"问题，它还是身体健康的晴雨表。脸色尤其与气血相关，气血充足流畅了，好气色自然来。

第六章

"面子"为什么
频繁出问题

　　你为什么总是面如菜色、痘痘层出不穷、长斑、肤色暗沉……看到这样一张脸，好心情瞬间就会化为乌有。"面子"为什么会频繁出问题呢？只有找准了原因，才能有的放矢地进行调养。其实，每一种"面子"问题都反映出了身体某一方面出了问题，只有内调才能从根本上解决问题。

卸妆后面如菜色，多半是气血虚了

一些女明星在银幕上光彩照人，拥有魔鬼般的身材、完美的脸蛋，可是，卸了妆之后却不再是那副光彩照人的样子。即便她们也做了大量的保养，可肌肤还是暗沉无光。所以，大多数女明星只能美在人们的想象中。那是什么造成了她们的肌肤问题呢？主要原因之一就是气血不足。一些女明星为了上镜好看，拼命减肥，久而久之就会因为缺失营养而导致气血不足，而且明星们的生物钟颠倒，长期熬夜拍戏和密集的社交活动也会让她们的身体处于极度疲惫紧张的状态之中，也会导致气血不足，进而气色不好。

可以说，气和血是女性健康的根本。中医认为，人体以气血为本，气血是人体维持正常生理机能的物质基础，对女性尤为重要。女性生产和月经都会耗费大量的气血，如果不及时补充，就会造成气血不足。气血一旦不足，不仅容颜会受影响，还会出现很多妇科疾病。

《黄帝内经》中说："气血失和，百病乃变化而生。"意思就是气和血要统一、结合在一起，不能冲突。为什么这样说呢？俗话说"人活一口气"，气推动血在全身运行，使全身的血液循环正常；而血则养着气，使它有劲去走。若是只有血，没有气，就会出现瘀血的状况，血液不能到达胞宫，经血就无法正常排出，引发月经不调；而如果出现血虚的状况，就算是气足也无济于事，子宫里的血液依然是不足的。

为什么说气血特别重要呢？因为女性都有一个正常的生理期，在这期间会失血 20 ~ 60 毫升。如果平时气血足的话，它的调节功能也是正常的，血亏了还能自动补回来；而若气血不足的话，这种调节功能就会失衡，表现在月经方面，就是月经不调。而表现在脸上就是没有血色、不红润、还容易长斑。当然，同时还伴有气短、没劲、少语懒言，精神比较萎靡，手脚冰凉，没有精气神。

既然气和血必须和才能发挥作用，那么补气养血必须同时进行。要是光补血不补气，那么极易造成血瘀；若是只补气不补血，也起不到作用。所以，补气与补血应该是缺一不可、相得益彰的。

牛肉、鸡肉、猪肉、糯米、大豆、白扁豆、大枣、鲫鱼、鲤鱼、鹌鹑、黄鳝、虾、蘑菇等食物都是补气血的佳品，可经常交替选服；而乌骨鸡、黑芝麻、胡桃肉、龙眼肉、鸡肉、猪血、猪肝、红糖、赤豆等是补血虚的食物，也可经常交替选用；而鲫鱼豆腐汤、药膳鸡等则是气血双补的，可多多食用。

当然，气血补进去了还要让它们通起来才行，这样才能达到进补的效果。而黑糯米补血粥就是很好的食疗方。将黑糯米、桂圆和红枣等众所周知的补血食品，与营养价值很高的山药一起熬煮成粥，有很好的补气益血的效果。此外，还可以通过泡脚和运动来改善气血不通的状况。

气血不足不仅影响外貌音容，还会使身体健康大打折扣。气血才是女性应该引起格外注意的根本，切不可只舍本逐末地花时间和金钱在面部护肤上，从内在滋养才是王道。

痘痘层出不穷，
其实是血热瘀滞在作怪

痘痘是很多年轻人的冤家，而这些小疙瘩是青春岁月里唯一不美好的存在。有的人以为过了青春期就不会再长"青春痘"了，可是青春期过完了痘痘依旧是这么顽固，不肯轻易远离，令人烦心不已。

痘痘也叫痤疮。中医认为，痘痘是体内阳盛血热，肺胃蕴热上蒸头面，血热瘀滞所致。由于人体内血热瘀结，内分泌失调，使人体最终阳盛化火，入舍于血，热灼脉络，使脉络受阻，造成体内毒素沉积，长期得不到正确的排泄。当内分泌失调的时候，这些身体失调的症状也会在脸上表现出来，那就是不停地冒痘痘。

有的人爱吃甜食，一遇到甜的东西就完全没了免疫力，吃起来没有顾忌；有的则对油炸食品青睐有加，一吃就停不下来。由于饮食没节制，贪吃甜食或油腻的食物，或者吃得过饱，食积胃肠、蕴郁化火、上蒸心肺，就会出现肺胃蕴热。肺胃蕴热达到一定程度必会找到散热的出口，此时下面肠胃积食，热火只好上蒸头面，就会长出恼人的痘痘了。

还有一些人向来血热偏盛。如平时怕热不惧冷，吃辛辣食物易上火，血液也因此偏热。热久则血液水分不足，气血因而瘀阻，进而蕴阻肌肉、皮肤，从而出现皮肤生痘。就像大道上行驶的汽车，一旦哪个路口出现拥堵，就必定会出现大堵塞，引起交通混乱。人体正常的血液循环是身体健康的重要保证，牵一发而动全身，血热瘀滞导致个别地方不畅通就会影响到整个血液循环大系统，由此招致而来的痘痘也会如雨后春笋一般。而情绪激动或抑郁也会在体内化为火气、加热血液；长时间在非常热的环境中工作，抑或是在炎热的季节曝晒、过度出汗，没有补充水分，久渴失水等，都会造成血热，容易长痘痘。

那我们就没有解决痘痘横行的办法了吗？当然不是，只要有足够的武器和信心去战"痘"，就一定能收到成效。

首先是拔罐疗法。取大椎、肺俞、膈俞、胃俞这几个穴位。大椎穴位于后正中线上，第七颈椎棘突下凹陷中，最简单的找大椎穴的办法就是，低头时用手摸到颈部最突出的那块骨头是第七颈椎，它的下方凹陷处就是大椎穴。它可通行督脉，外可流走三阳，调整全身机能要穴，主宰全身阳气，具有解表退热、温经活络、通阳散瘀等功效。肺俞穴位于第三胸椎棘突旁开1.5寸，具有宣肺、平喘、理气的作用，可防治肺功能失调所引起的病症，是肺的保健穴。膈俞穴属足太阳膀胱经，位于背部第七胸椎棘突，正中线旁开1.5寸处，刺激该穴可起到养血和营的作用。胃俞穴位于背部，位于第12胸椎棘突下，旁开1.5寸处，有和胃理气、化湿消滞之功，是增强后天之本——胃气的保健要穴。拔罐法可以疏通经络、祛除瘀滞、行气活血、拔毒泻热，所以，在这些穴位上拔罐不但可以补益气血，还能有效调理肺胃功能，对调理月经、祛火除痘有不错的效果。传统的拔罐方法比较专业，须注意操作时不要烧到罐口，以免灼伤皮肤，最好找专业的拔罐师协助。而现在市场上的真空拔火罐操作简便、不易破碎，更安全，无烫伤之忧，适用于在家中操作，是不错的选择。

如果较为繁忙，没有专门的时间拔罐，食用鲜藕汁是更为简便的选择。中医认为藕性寒、味甘。生食具有凉血、散瘀之功，能治热病。取鲜藕适量，洗净去皮，榨汁，每次服2匙，每日服3次。可根据个人口味调入冰糖。鲜藕汁不仅对于治疗血热引起的月经提前或崩漏等月经病有很大的帮助，也是脸部长痘痘的姐妹们的不错选择。

战"痘"是一项长期的工程，所以治疗不能一蹴而就。在治疗过程中，可以拔罐、食疗同时进行。平时还要注意调整饮食结构，营养要均衡，多吃蔬菜、水果，少吃甜、辣、油腻的食物。不过度劳累，保证充足的睡眠时间，避免过度曝晒。

Tips

食盐巧治痘痘

在日常生活中，如果护肤品和美发产品使用不当，很容易引发面部痤疮。此时可以将四分之一茶匙的盐倒入一杯温水中，将棉球或纱布浸泡其中，敷在痘痘上，一分钟后将其取下，这样就可以起到快速消肿的效果，每天坚持就能够消除痘痘。

女强人和"林妹妹"都容易长斑，原来是生气惹的祸

拥有完美无瑕的肌肤，是每个女人的不懈追求。然而现实是残酷的，不少女性被脸上的斑点夺走了美丽和快乐。那色斑究竟是怎么形成的？

色斑，在中医上被称为"肝斑"，可见它与肝的关系非常密切。中医认为色斑是肝郁气滞、气滞血瘀致使气血运行不畅所致。在正常情况下，人体内新陈代谢产生的废物很快会被血液带走并排出体外，所以不会出现色素沉着。而一旦出现血运不畅，这些代谢废物便逐渐沉积下来，形成色斑。

一般情况下引起色斑的主要原因有两个：一个是肝郁气滞所引起的；还有一个就是血瘀症，可能是气滞引起的血瘀，也可能是气虚引起的血瘀。

知道了根源，那就可以从源头上对色斑加以遏制了。说起色斑，它最易出现在"女强人"的脸上，她们工作雷厉风行、干劲十足，精神压力比较大。其实，这类女人最容易肝气郁结，郁久化火，灼伤阴血，导致脸部的血液运行不畅。当面部的气血不和的时候，就容易出现色斑。

除了女强人之外，"林妹妹"们也要特别注意。血液的运行主要靠气的推动来实现，气的运行受阻，进而会影响血运。肝主疏畅气机，又主调畅情志，所以长期情绪抑郁也会导致气机受阻。所以女性朋友应摆脱掉那些伤春悲秋的小情怀，解开心结，扫除心里的阴霾让阳光照射进来才能解决"面子"问题。

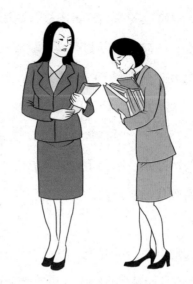

做事雷厉风行的女强人，脸上
常会长斑，这是经常发脾气，
肝气郁结的结果。

　　我们已经了解到致使肝气郁滞的各种原因，主要是情绪方面的问题。但人总有一些负面情绪难以排解。万一有一段时间心情不好，那长色斑岂不是难以避免？其实避免长斑还是有补救办法的。

　　那就是刮痧法。刮痧部位选肝俞、太冲、血海、足三里这几处穴位。肝俞穴位于背部，第九胸椎棘突下，旁开 1.5 寸，它有疏肝利胆、养血的功效，为肝脏的常用保健穴。太冲穴位于大脚趾和第二个脚趾之间的缝隙向上 1.5 厘米的凹陷处，具有舒肝理气、活血、通调三焦气机等功效，人在生气后按压此穴，能帮助疏泄、消气，缓解因生气引起的一些疾病。血海穴在大腿内侧之前下部，股内侧肌的隆起上，距膝盖上 2 寸，是全身的血脉之海，"以内养外，补血养颜"，所以血海穴是我们调养气血不可或缺的穴位。足三里穴在小腿前外侧，当犊鼻下 3 寸，距胫骨前缘一横指，可通经活络，配以血海穴可使气血下行。刮拭这些经络穴位，通过良性刺激，使经络穴位处充血，改善局部微循环，起到疏肝理气、活血化瘀的作用，进而淡化色斑。

　　刮痧治疗时应先拿刮痧板蘸植物油或清水后，在确定的体表部位轻轻向下顺刮或从内向外反复刮动，逐渐加重，刮时要沿同一方向，力量要均匀，采用腕力。一般刮 10 ~ 20 次，以出现紫红色斑点或斑块为度。第一次刮完需等 3 ~ 5 天，痧退后再进行第二次刮治。一般刮拭后两三天内患处会有疼痛现象，这是正常反应。值得注意的是，凡用刮痧术治疗后 1 小时内，不要用冷水洗脸及手足，只能用温水洗。刮拭后，可饮用一大杯热开水以助新陈代谢。当然，自己刮痧可能掌握不好轻重，所以建议去专业的刮痧机构治疗。

　　有的人觉得刮痧很麻烦，可能工作也比较忙，那有没有更简便的办法吗？当然也有，简单的食疗也有利于消除色斑。

　　玫瑰花当然是不二之选，象征爱情的玫瑰花，气味芳香，具有理气解郁、活血散瘀、解毒消肿的作用。玫瑰花自古是一种天然美容护肤佳品，早在隋唐时期就盛行用玫瑰花养颜。据史书记载，女皇武则天朝饮玫瑰酒，夜敷玫瑰花，虽年逾花甲而气色不衰；杨贵妃一直能保持肌肤柔嫩光泽的最大秘诀，据说是因为在她沐浴的华清池内长年浸泡着鲜嫩的玫瑰花蕾。而玫瑰花代茶饮是比较好的养颜佳品。用玫瑰干花 5 ~ 7 朵，沏水代茶饮。玫瑰花

Tips

多吃菠菜有助于祛除色斑

　　菠菜含有丰富的维生素 C、维生素 E 和叶酸，菠菜的提取物能抑制黑色素在皮肤内沉着，有防治妇女面部色斑的功效。将新鲜菠菜洗净，放入煮沸的水中，焯约 2 分钟，捞出，控干水后，放入凉开水中浸约 2 分钟，捞出后，用手挤去水，切段，加入食盐、香油，拌匀即可食用。

可以舒肝活血。古代医典曾记载"玫瑰花,清而不浊,和而不猛,柔肝醒胃,疏气活血,宣通窒滞而绝无辛温刚燥之弊,断推气分药之中,最有捷效而最驯良,芳香诸品,殆无其匹"。所以,玫瑰花对肝气郁结引起的黄褐斑有很好的疗效。

人人都希望自己有红润而光洁的面容,因为它不仅给人以美感,而且也能使自己精神愉快,有益于身心健康。所以,在个人调养方面应注意经常保持心情舒畅,不要为一些小事整日闷闷不乐,并适当做一些户外活动以促进气血运行。

小心瘀滞让你变成"黄脸婆"

所谓瘀滞，就是体内的气血不通引起的堵塞，如气滞血瘀、肝郁气滞等。为什么瘀滞会让你成为黄脸婆呢？因为发生瘀滞以后，气血不能到达该到达的地方，无论是脏腑、皮肤还是毛发，都得不到足够的营养，所以就会出现气色差、皮肤粗糙的情况。另外，我们的身体经过代谢会产生一些垃圾和毒素，如果体内出现瘀滞，运输能力下降，垃圾排不出去，那么皮肤的代谢就不好，会失去弹性，指甲也没有光泽。简单地讲，原因就是身体得不到养分或身体里的毒素排不出去，久而久之，人就容易老了。

要解决瘀滞的问题，最重要的就是要改善生活方式，如多运动。运动可以促进身体的新陈代谢，加速血流的运行，心跳加速，呼吸次数就多了，如果呼吸多了、出汗多了，那身体的垃圾当然就排出了。中医方面排出体内垃圾的治疗方法有汗、吐、下、消等。"汗"就是通过运动排汗，是比较健康的；"吐"就是催吐，对身体有一定的害处；"下"就是吃泻药以排泄，也不是很健康。所以，"出汗"是最健康的排毒方式，身体的一些有毒物质通过汗液排了出来，整个血液循环也就加快了。在运动方式上，有氧运动是比较好的方式，如跑步，它可以让你的脑子产生一些肽类物质，产生一种欣快感，不良情绪也能有所疏解。此外，快走也是比较不错的方式，每分钟走110步到120步，不同年龄的人快走的步数可以稍作增减。还可以做一些简单的瑜伽等运动。

除了运动之外，一些有针对性的饮食也可以帮助解决气血瘀滞问题。其中，用藏红花泡水就有较好的疗效。《本草纲目》中记载，藏红花能活血，主心气忧郁，活血治惊悸。每次取 6 ～ 8 根，用沸水冲泡，喝 3 ～ 4 杯，能有效缓解气血瘀滞的问题。但是藏红花活血力量强，不宜多喝，隔日一次或一周两次为宜，而孕妇则不能喝藏红花水。

用热水泡脚也好处多多，因为引起瘀滞的原因有寒凝、血热、痰阻等，泡脚可以促进血液的循环，刺激脚部经络，调理内脏。在泡脚时，也可以在水中添加一些像藏红花一样活血的药物。但藏红花价格昂贵且药性较猛，很多人并不适宜使用，而红花却要经济实惠得多。红花和藏红花只差一个字，也有活血化瘀的作用，而且没有藏红花药性那么猛，非常适合泡脚。其中有一个泡脚方就值得一用，取红花 9 克、鸡血藤 15 克、夜交藤 15 克、苏木 9 克，煎水泡脚，可以治气血瘀滞、失眠多梦、四肢欠温等。

此外，还可以多吃一些粗粮，粗粮富含膳食纤维，有助于肠道消化。还有益母草、山楂等食品，也有活血的作用，多吃有助于消除瘀滞。黄酒也是通经活络的良药，古代医者曾将其作为常用的药引子。少量饮用米酒或果酒也有助于舒筋活血，改善血液循环，促进新陈代谢，起到调经和美容养颜的作用。

在生活和饮食方式上稍做变化，就能让你告别瘀滞，和衰老说"再见"。只有懒女人，没有老女人。所以，善待生活，生活自然也不会亏待你。

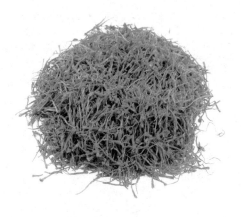

红花有活血通经、降血脂的功效，适用于血瘀体质的人群，但孕妇及月经过多者忌服。

肤色暗沉、过早衰老的原因，
竟然是过度节食

　　减肥是现在的女性，尤其是年轻女性的日常主流。为了保持身材，她们把水果当作主食，很少吃米、小麦等粮食。时间久了，月经就开始出现不正常的情况：先是痛经、月经推迟、量少、颜色变淡，再后来就不来月经了，到医院做检查时，发现有卵巢早衰、子宫萎缩的症状，严重的甚至会影响生育。

　　追求一副好身材固然没错，可过度节食减肥也会带来很多痛苦，如营养不良、贫血等，还会导致月经不调和痛经。因为脂肪组织能合成女性身体所需的雌激素。有的人减到只剩皮包骨头，一方面免疫力下降容易生病；另一方面体内雌性激素分泌不足，引发月经紊乱。雌性激素分泌不足还不利于皮肤血液循环以及体内脂肪的合理分布，使得皮肤失去光泽和弹性，脂肪在腰部积聚，骨骼也老得快，过早出现骨质疏松，可能到了三四十岁就像个五六十岁的老人。

瘦不等于美，尤其是过度节食减肥
会给身体带来巨大的损害，甚至还
会导致不孕不育。

而且不光是外表老得快，体内的脏器也老得快，是过度节食的时间久了，还容易引发卵巢早衰、子宫萎缩，从而导致不育。

当然，过度肥胖也会给身体带来负担，所以要倡导健康减肥。而过度节食减肥则是最不可取的手段，减肥需要保持营养的均衡，同时注意多运动，这样才能在保持身体健康的同时保持匀称的身材。

说到减肥和营养均衡，不得不提到更年期女性这一特殊群体。中年女性发福的很多，很多人都困惑，自己并没有比以前多吃，为什么就胖了呢？有的人虽然体重没什么改变，但体形变化很大，腰腹部的赘肉明显增多。这是体内的激素在作祟。

当女性步入更年期，因为卵巢功能下降，体内的雌激素水平降低，血脂的代谢能力也下降了，所以，容易出现肥胖或向心性肥胖。从更年期开始，女性骨质缺失的速度快于骨质生成的速度。因为性激素的减少促使骨质缺失而导致骨质疏松，绝经后的几年内骨质缺失得更快。所以，处于更年期的女性要格外重视饮食结构的合理性。

处于更年期的女性饮食要清淡，总的原则是高钙低脂低盐。首先，要多吃富含维生素 B 的食物，如麦片、燕麦、玉米等五谷杂粮；绿叶蔬菜如菠菜等均含有丰富的维生素 B；其他如洋葱、大蒜等不但含有丰富的维生素 B，也含有矿物质，又有良好的降脂作用，可多吃。其次，还要多吃含钙高的食物，如牛奶、乳制品、小鱼、虾、蟹和蛋类，以增加人体含钙量，防止出现骨质疏松症。再次，多吃含纤维素多的水果和蔬菜也很有利，如香蕉、梨、芹菜、韭菜、白菜，以促进肠胃蠕动，防止便秘。此外，高蛋白食物也可以多吃，包括瘦肉、禽蛋类、鱼类等。豆类及豆制品也不错，大豆中含有丰富的钙、磷、铁和维生素 B_1、维生素 B_2；且大豆中的亚麻酸和亚油酸还具有降低胆固醇的作用；大豆蛋白还可缓解更年期潮热。最后，建议每天都要摄入一定量的低脂奶。

还有一些食物则是能少吃就少吃，能不吃就不吃。要避免吃刺激性食品，如浓咖啡、浓茶等；少食过甜和高脂肪的食品，更年期妇女的糖代谢、脂肪代谢紊乱，因此应该控制糖的摄取、少吃动物性脂肪；还要限制食盐的摄入量，更年期妇女内分泌改变，水盐代谢紊乱，多吃盐容易引起浮肿，甚至进一步引起血压升高，因此宜尽量控制用盐量。

除了饮食之外，还要多参加锻炼，如快走、慢跑、跳舞、跳绳、做操、游泳、打太极拳等运动。体育锻练活动不仅能增强体质，而且还可以改善呼吸功能，使病人精神饱满、头脑清醒、记忆力增强。反复的肌肉活动还可使神经系统兴奋和抑制的调节能力更为完善，对失眠、精神抑郁等也有良好的治疗作用。运动还可以促进钙在骨骼中的沉积，以防止骨质疏松症。

无论是年轻女性还是处于更年期的女性，切忌过度节食减肥，在科学饮食的指导下，健康减肥是最好的选择。

第七章

调好身体才能拥有好脸色

　　人人都想拥有一张精致的容颜，气色红润、皮肤紧致、无斑无痘，然而却很少有人能够做到。有人想要拥有一张完美的容颜，护肤品、化妆品用了一大堆，最后却事与愿违。其实，要想拥有一个好脸色，内调才是关键。皮肤的各种问题都是身体出问题的反应。只有内在把身体调养好了，才能由内而外焕发出好的气色。

卵巢健康是女人天然的抗衰老护肤品

衰老始终是女人最害怕、最关注的主要问题之一。长久以来，对女性容貌最大的威胁也是衰老。而衰老是从内向外发展的，身体脏器衰老了，人的皮肤也会随之衰老。而卵巢就是与女人的一生密切相关的脏器，它能让女人容光焕发，也能让女人未老先衰，这一切使得我们不得不注意卵巢健康。

卵巢就像女性体内的一座"小花园"。在女人小的时候就已成形，里面藏着许许多多个"种子"，也就是卵子，随着身体长大，"种子"也慢慢长大，"种子"靠什么长大呢？"花园"周围的环境，即身体内部的环境很重要，就像真正的"花园"，如果没有良好的气候和空气质量，"种子"是无法茁壮成长的。所以，女性身体健康，才能保证"种子"质量好。

而卵巢分泌的雌性激素和孕激素也很重要。雌性激素的主要作用是促进女性生殖器官的生长发育，促进女性第二性征的出现等；孕激素的主要作用是促进子宫内膜在雌性激素作用的基础上继续生长发育，为受精卵在子宫着床里做准备。因此，只有适度地施肥浇水，"种子"才会更好地生长。"种

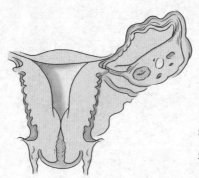

卵巢，女人的私密花园，生命最开始在这里孕育。

子"长大、成熟之后，终于有一天离开了孕育它的"花园"，通过输卵管这一"鹊桥"与精子相会，等候着精子的到来。精子与卵子结合形成的受精卵在子宫里着床后，就逐渐成长为胎儿。

由此可见，卵巢与女性的生殖密切相关。可以说，要是卵巢不健康，那或多或少会影响到生育。而卵巢位于脏腑深处，要是它出了问题，我们怎么才能察觉到呢？卵巢是生殖系统中的一环，月经几乎关系着整个女性生殖系统的健康，而卵巢也不例外。所以月经经常与否一定程度上也昭示着卵巢健康与否。

卵巢的周期性变化正常才会来月经。卵细胞（即卵子）是由卵泡产生的，这是卵巢的功能之一。女婴出生时，每一个卵巢内约含75万个原始卵泡，随着年龄的增长，绝大部分原始卵泡逐渐解体而消失。从青春期开始，每月有一定数量的卵泡生长发育，但通常只有一个卵泡成熟（大约经历28天），并且排卵。排完卵以后，不受精、不怀孕到再来月经，是两周时间。如果每次都能很规律地来月经，也能按时结束，就说明其整个生殖系统的功能基本正常。卵泡发育的时候雌激素就多了，而排完卵才会有孕激素。雌激素作用到子宫内膜，让子宫内膜生长起来，然后经过排卵，子宫内膜变厚，血液循环畅通。若此时怀孕的话，受精卵着床以后，就有足够的营养让它生根发芽。如果不怀孕的话，体内整个激素水平就急剧下降，下降之后就来月经了，那下一个周期就开始了，这就是一个正常的月经周期。

月经迟迟不来、或量多量少、或淋漓不尽都很可能预示着卵巢功能的失常，所以想要调顺月经，就要先护好卵巢。若是卵巢出了问题，那就会直接影响雌激素的分泌，而雌激素恰好是女性保持青春容颜的重要物质。可以说，卵巢健康是女人抗衰老的保障，那么卵巢保养就显得尤为重要了。

究竟该怎样对卵巢进行保养，怎样避免卵巢功能早衰呢？其方法主要是从生活方式上提早做预防。女性要坚持经常喝牛奶，摄入鱼、虾等食物，经常锻炼身体，注意减少被动吸烟。重压之下的白领女性要学会自我调节情绪。现代医学研究认为，人的情绪轻松愉快时，脉搏、血压、胃肠蠕动、新陈代谢等都处于平稳的状态，体内的免疫活性物质分泌增多，抗病能力增强。而不良情绪则可导致高血压、冠心病、溃疡病甚至癌症的发生。女性要善于调节情绪，可以外出旅游、找朋友聊天等来及时宣泄不良情绪。还要建立科学、多样的生活方式。生活单调是许多疾病形成的原因之一。合理安排生活节奏，做到起居有常、睡眠充足、劳逸结合，培养广泛的兴趣爱好，工作之余养花植树、欣赏音乐，练习书法、绘画，打球等，可以宜人情志，调和气血，利于健康。

卵巢保养的十大法则	
一	合理安排生活：起居有常、睡眠充足、劳逸结合。
二	均衡膳食：多吃高蛋白质、含钙高的食物；多吃含纤维素多的水果和蔬菜；多吃豆类及豆制品；少吃或不吃刺激性食品，如浓咖啡、浓茶、胡椒等；少食过甜和高脂肪的食品；少吃动物性脂肪。
三	坚持锻炼：增强体质，改善心肺功能，促进卵巢血液循环，保持良好的内分泌功能。
四	适龄生育，产后提倡母乳喂养。生育可增强免疫力，降低女性肿瘤的发病率。有文献研究表明，怀孕让女性体内产生一种预防卵巢癌的抗体，它能有效地降低卵巢癌的发生概率。生育还可以降低子宫内膜癌及乳腺癌的发病率。在妊娠期和哺乳期间，体内卵巢暂停排卵，直至哺乳期的第 4～6 个月才恢复，这期间，大约有 20 个卵子推延了排放时间，这会使卵巢的衰退时间推延。
五	善于调节情绪，保持良好心态。
六	及时"解放"身体，抛弃"塑身内衣"。
七	采取避孕措施，避免"人流"伤害。
八	保持正常体重。
九	远离辐射。
十	采用中医卵巢保养方法（具体方法建议咨询医生）。

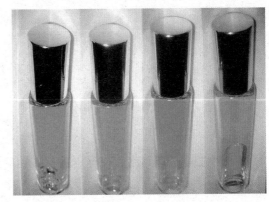

上美容院推精油保养卵巢其实是误区，卵巢身居脏器"内陆"，体表按摩根本触不到卵巢，也没有办法吸收精油。

有人觉得卵巢保养就是上美容院推推精油，实际上这是一个误区。从解剖结构来看，卵巢位于盆腔内，前面有膀胱，后面是直肠，在平卧位时是摸不到的，所以体表按摩根本触不到卵巢。而且任何经皮肤吸收的物质要经静脉进入体循环，才能到达相应的组织器官。精油经皮肤的吸收利用率、代谢途径等都缺乏严格的科研数据证实，更谈不上准确地输送到卵巢——垂体——下丘脑这个内分泌轴发挥生理效应。

而穴位按摩却能起到卵巢保养的效果，因为经络是人体联系脏腑和体表及全身各部的通道，有沟通表里上下，联系脏腑内外，通行气血，调节脏腑机能的作用。人体的五脏六腑、皮肉筋骨等各类组织，通过经络的联系，从而形成一个有机的整体。人体气血通过经络才能运行到周身，以温养濡润全身各组织器官，维持机体的正常生理功能。经络通达，"肾气盛——天癸至——冲盛任通——血溢胞宫"；如果经络阻滞，则气血不调，天癸竭，卵巢早衰。调理经络有利于卵巢的保养，通过刺激穴位，还可以让女性月经好起来。膝关节上的血海穴，踝关节上的三阴交穴，踝关节旁边的复溜穴、照海穴，足底的涌泉穴，下腹部的关元、气海、神阙等穴都是比较重要的穴位，自己用食指在这些穴位上点按，每天2～3次，每次20分钟，可促进女性内分泌和生殖系统功能的改善，有益于卵巢的保养。

祛除体内湿气，不做脾虚女，告别大油脸

俗话说："千寒易除，一湿难去，湿性黏浊，如油入面"。现在很多女性都有湿气重的问题，大家可以观察一下自己，每天早上起床时是不是感觉睡不醒，是不是感觉身体酸懒、浑身乏力，是不是平时活动较少，经常出现头晕、四肢酸痛、食欲不振、大便溏泻等症状，活动出汗后症状减轻，这些都是体内湿气重的典型表现。

所谓湿气，就是我们所说的水湿。它有外湿和内湿的区别。外湿是由于气候潮湿、涉水淋雨或居室潮湿，使外来水湿入侵人体而引起的。而内湿则是因为脾虚而导致的运化水湿功能失常引起的。湿与寒在一起叫寒湿，与热在一起叫湿热，与风在一起叫风湿，与暑在一起就是暑湿。湿邪不去，吃再多的补品、药品都如同隔靴搔痒，隔山打牛。生活中很多人患上了脂肪肝、哮喘、高血压、心脑血管疾病，甚至恶性肿瘤等，其实这些病都跟湿邪有关。

体内湿气严重还会引起月经不调，这个湿气多指"痰湿"，中医讲的"痰"与普通人所认为的"痰"不同，这个"痰"是指体内湿气运化不走而产生的病理物质，"痰湿"就是体内的水湿停留产生的病理物质。而痰湿和血瘀互阻就会引起月经不调，表现为经血比较黏、有异味、出血量少、淋漓不绝。从周期上来讲，不规律、多推迟，同时，易虚胖和浮肿，脸上容易冒油光，腹部气胀，没精神，气色差等。

湿气重最主要的原因就是脾虚。脾胃在我们整个水液的疏泄流转过程中处于一个枢纽的位置。脾主运化，其中一个重要的功能就是运化水湿。在

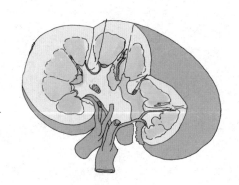

脾在五脏中是一个非常重要的内脏，这主要取决于脾的主运化和统血的生理功能。

《黄帝内经》里面有一句话说："诸湿肿满皆属于脾。"就是所有的因湿邪而导致的肿胀、胀满都是因为脾气虚或者脾的其他问题引起的。所以，脾对祛除湿气尤为重要。

因此，要想祛除湿气，首先就得健脾。健脾首先就得从生活习惯的改变开始。比如暴饮暴食、过食肥甘厚腻的习惯就很不好，会给脾带来额外的负担。脾喜欢比较干燥的环境，包括体内的环境和外在的环境，总是处于潮湿阴冷的地方，对于脾的功能也会有影响，外湿可以进到体内引起内湿。过食一些生冷食物，容易把脾的阳气给扼住，不能温化就会产生湿。进食不规律，饥一餐饱一餐会导致脾胃功能紊乱，水湿运不走也会产生湿气。喜甜食也对脾不好，甜食容易生湿，比较滋腻，比如阿胶是补品，但是本身脾虚的人如果去吃像阿胶这样滋腻的补品，会加重脾虚、加重湿气。

调理脾胃是一个长期的过程，上述不好的生活习惯最好要改掉。尽量不食生冷食物，要荤素搭配；尽量少吃甜食，瓜果也要适量。另外，还有一个问题容易被忽视，就是肝和脾的关系。肝和脾关系密切，如果是肝郁脾虚，只是健脾，而肝不能疏泄的话，是治标不治本的。所以健脾是主轴心，疏肝有重要的辅助作用，让肝胃调和，肝气条达疏畅，脾气运化，就能把湿气都运走。湿气祛除了以后，肿眼泡没有了，痘痘没有了，身体浮肿也没有了，人也有精神了，然后气血能从皮肤里透出来，就有面若桃花的脸色了。

想要面色红润不长斑，从保护好"心肝宝贝"开始

　　人的脸色和神色多是肌体脏器健康与否的真实反映。如果一个人总是气色不好，那么他的脏器一定不是很健康。肝主藏血，心主血脉，只有它们正常运转，才可能拥有好气色。

　　肝主藏血，主疏泄，情志得肝气疏泄以调和，血脉得肝气疏泄以运行。若情志急躁或抑郁则会导致肝气逆乱，气乱则血乱，势必会导致气血不调。肝郁导致脾虚和血瘀，会导致气血不畅，而且整个脸色也会不好。肝气郁结不能疏散，不好的东西没有地方可以宣泄，血会在一定的地方瘀滞，就会长斑，所以中医将色斑称为"肝斑"。

　　心主血脉，如果心血不足的话，整个血脉比较虚，不够充盈，人的脸色就会泛白，不够红润，不够亮泽。血脉空虚，整个子宫就得不到血的濡养，月经就会少，且到期不来。中医还讲心主神明，我们整个思维模式是由心来掌控的。如果心血不足的话，就不能掌控好神志，人就容易混混沌沌、迷迷糊糊的，没有精气神，整个人看起来就比较萎靡，没有活力，也一定是不美丽的。

　　要想美丽，必须养好肝和心。养肝和心，首先是养情志。要有一个良好的心态，不能过于思虑和忧伤，这样才不会伤肝伤心伤脾，引发脾虚。怒也是伤肝的，肝主疏泄，常生气会导致气不顺，气不顺也会导致血不畅，进而

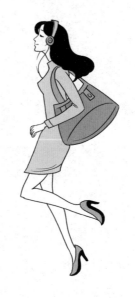

心情好，是一切美好的开端。
没事多听听舒缓的音乐，让美
丽从"心"绽放。

引起色斑。中医认为，春天主肝，因为春天树木都发芽了，世界万物都处于
生发的状态，而如果此时肝气受损，就得不到很好的舒展，就没有生发的状
态。所以说，一定要保持心情顺畅，告别压抑，才能养肝。其次，养肝还需
养血。血虚以后，血不养肝，而反过来讲，肝气不足以后，血更虚。所以，
养血也很有必要。此外，养心除了保持心情平和之外，还要注意休息，因为
若常年处在一个高强度的精神状态中，必然会导致心火旺盛，从而长痘长
斑。

　　保持一个好的心态，护好我们的"心肝"，让你的美丽从"心"绽放。

Tips

养心吃"红"，养肝吃"绿"

　　养心要吃红色的食物，红色食品有红柿椒、西红柿、红心白
薯、山楂、红苹果、草莓、红枣、老南瓜、红米、柿子等。养肝
要多吃绿色的食物，比如绿豆、绿茶、绿色的蔬菜等，颜色越绿
对肝脏越好。

脸色苍白！明明气亏了，为什么月经量还超多？

月经是我们的好朋友，但是这位好朋友有些喜怒无常，它有的时候特别听话，有的时候却又特别淘气，尤其是有的时候来势汹汹，让很多女性朋友感到特别棘手。经期流失的血过多，导致整个人气色不好，甚至出现心慌、胸闷等不适症状。这就是典型的月经过多。

一个月经周期正常的月经量是 20 ~ 60 毫升，超过 80 毫升就是月经过多。月经过多是女性常见的疾病。从中医的角度看，月经过多主要分为血热和气虚两种类型。这里主要讲气虚型月经过多，其主要特征为经色淡红、经质清稀，还伴有气短懒言和神疲乏力。我们都知道，血由气推动，若气虚了，应该无法推动经血的运行，月经应该变少才对啊，为什么月经会变多呢？原来，虽然"气为血之帅"，但是血之所以能在经脉中顺畅运行，在于气的固摄作用。如果气虚，气不摄血，血就会像脱闸的洪水，一发不可收拾，从而造成月经量过多。

一般身体出现问题都是有原因的，气虚的原因主要有三种，第一是先天不足，有的人生下来体质就弱，再加上后天喂养不好，这样的人最容易出现气虚。第二是后天失养，为什么会失养呢？一种是在喂养的过程中，本身脾胃就比较弱，脾胃是后天之本，如果脾胃虚弱的话，气血生化不足，肯定会气亏。还有一种是过度劳累，该休息的时候不休息，将气都耗掉了。另外，多次流产、熬夜、节食、过度减肥等都可能造成气虚。第三是不爱运动或运动超过自己的身体极限，这也可能导致气亏。

既然经血过多是气虚导致的，治疗的关键就在于补气。而人参花就是补气的良品。人参花是难得的药材和滋补品，可能有不少人都知道人参是补气的，但是人参花也能补气吗？对于很多人来说，人参花可是一个新鲜事物。一个主要原因是它的产量非常低，所以非常珍贵。二是在采摘方面要求高，人参花花期短，必须适时采摘。如果采摘过早，药力会不足；而如果采摘时间偏晚，又可能导致人参花腐烂。人参花气息芳香，味甘微苦，有益气生津、补脾益肺、安神益智、养颜美容、强身益寿的作用，也特别适合易上火人群。以人参花5朵、龙眼肉9克、大枣6枚泡水喝就能起到良好的补气效果。

除了人参花之外，黄芪也是良好的补气上品。黄芪始载于《神农本草经》。《本草纲目》将其解释为："耆，长也。黄耆色黄，为补药之长，故名。"中医认为，气虚和气血不足都可以用黄芪治疗。单取黄芪泡水或煎汤饮用都可以补气。而黄芪加上当归和大枣，对于补气则有更好的效果。黄芪当归大枣粥，做法简单，功效非凡，不仅能补气活血，还可以通经活络。

此外，几乎所有"参"类药材都有补气的功效。人参和西洋参都是大补元气的药材，不过对于女性来说，西洋参可能有更好的效果，因为西洋参性偏寒，兼能补阴，久服不易上火，所以对女性更好。补足了气，才能止住血，收获年轻的容颜和良好的气色。

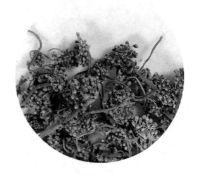

人参花茶既能益气养精，又能
滋阴补肾，益气活血。

第八章

以花养颜，秘方就在普通的花花草草中

人人都想拥有如花的美颜。殊不知拥有如花美颜的秘方就在普通的花花草草中。一大堆的护肤品，打着纯天然的旗号却未必是纯天然；各种中药，苦死人不偿命的节奏却很难在短期内看到效果。而大自然中的花花草草中无疑拥有最天然、最安全的的保养方法。

脸上长斑，敷玫瑰面膜、喝玫瑰花蜜

　　女人的玫瑰情结就像男人的英雄情结一样不可割舍，这当然不仅仅是因为玫瑰象征着美丽和爱情，还因为玫瑰能解决困扰女性的"面子"问题。而对于让许多女性头疼的"大姨妈"，玫瑰也有它独到的一手，可以让不听话的"大姨妈"变得温顺。月经好了，自然皮肤就好了，"面子"也有了。

　　中医认为，肝气郁滞是导致月经不调的罪魁祸首之一。《黄帝内经》中记载："肝者，将军之官，谋虑出焉。"肝主藏血，是"将军"，人体最重要的物质基础——血，就藏在肝中。肝这个"将军"最重要的职责就是对体内脏腑这些"军马"进行合理的调度。所以，当肝气郁滞时，就是"将军"失职了，这时候各路"军马"就会陷入混乱，血液流通当然也会受到不同程度的阻碍。而且，肝气不疏，脸上还容易长色斑。

　　而玫瑰就恰恰有疏肝活血的功效。可以说，玫瑰花是肝气郁滞的克星。肝气要是顺了，那长在脸上的色斑自然也就没有了。

　　女性都知道玫瑰精油的功效是美白祛斑，但是价格昂贵，商场里动辄好几百元 1 毫升，价格上非常不亲民。那么，我们可以自制一款面膜，好用还实惠。用干玫瑰花 5 朵，加 30 ~ 50 毫升开水冲泡，待凉后，放入等比例的白芷粉和白芨粉，调成糊状，敷脸，干后用温水清洗。还可以加一点儿珍珠粉，效果更好。这种简单又易制成的养颜面膜有很好的美白祛斑的功效，自己在家就可以轻松做成。

　　除了制成面膜外用之外，玫瑰花也可以吃。我们都知道云南有一种著名

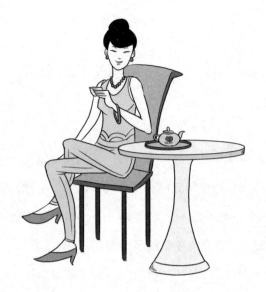

玫瑰花作为调经圣手，能起到
很好的调理肝气郁结的作用。
女性常喝些玫瑰花茶，简单、
廉价又实用。

的特产——鲜花饼，其中的馅儿就是用玫瑰花做成的。平时我们可以用玫瑰花冲水调入蜂蜜作为代茶饮，还可以用玫瑰花制成玫瑰花蜜。

　　玫瑰花蜜的做法也比较简单，主要原料就是玫瑰花和白砂糖，最好用粗颗粒的白砂糖，以 1∶10 的比例即可。首先，将玫瑰花的花心去掉，让花瓣在清水中浸泡 10 分钟；第二步就是将玫瑰花瓣上的水沥干，注意一定要沥干，不然水分太多容易腐坏；第三步是慢慢用瓷勺碾压玫瑰花瓣和砂糖，半小时左右后，就会成花泥；最后，把花泥装进干净的玻璃瓶里，室温下放置半年时间左右方可食用。因为花瓣水分不多，糖的浓度高，室温下放置也不易坏。这样做成的玫瑰花蜜健康又美味，还能起到美容养颜的作用。

善用桃花，让你的皮肤白里透红气色好

古代的仕女图中，美女们无一例外都有白里透红、水嫩细滑的肌肤，在没有太多化妆品的古代，女人是如何养颜的呢？从中医古籍中我们可以找到答案。姹紫嫣红的桃花，是一味很好的美容良药。古人曾经用"人面桃花相映红"来赞美少女娇艳的姿容，而桃花本身的确有养血活血、美白养颜的作用。

现存最早的药学专著《神农本草经》里谈到桃花具有"令人好颜色"的功效。《本草纲目》中关于桃花美白的功效也谈到"服三树桃花尽，面色红润悦泽如桃花"。由此可见，长期食用桃花，可以使我们的皮肤白里透红、艳如桃红。现代药理研究显示，桃花含有山萘酚、胡萝卜素、维生素等成分，这些物质可以疏通经络，扩张末梢毛细血管，改善血液循环，促进皮肤营养和氧供给，滋润皮肤，防止色素在皮肤内慢性沉积，有效地清除体表有碍美观的黄褐斑、雀斑和黑斑。对大多数女性来说，桃花不失为经济方便的美容佳品。但桃花为破血之药，适用于血瘀或痰瘀互阻的人群，孕妇及月经

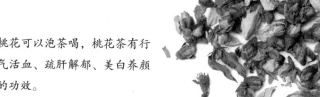

桃花可以泡茶喝，桃花茶有行气活血、疏肝解郁、美白养颜的功效。

量过多者，不宜服用。

桃花除了有预防黄褐斑、雀斑、黑斑，使皮肤红润光洁的功效之外，还具有利水、活血、通便之功效，可加速人体的新陈代谢。《名医别录》中记载："桃花味苦、平，主除水气，利大小便，下三虫。"《千金方》中记载："桃花三株，空腹饮用，细腰身。"正是因为具有消食顺气的功效，桃花才可以深度清理肠胃，促进毒素排出，达到美白养颜的效果。

那究竟有没有什么好的用法能让桃花真正起到这些作用呢？答案当然是有。桃花美容的最简单方法就是将新鲜的桃花捣烂取汁涂于脸部，轻轻按摩片刻，也可取阴干的桃花粉末，用蜂蜜调匀涂敷脸部，然后洗净。鲜花中的营养物质可滋润皮肤，增强面部细胞的活力，从而达到面色红润、皮肤润泽光洁、富有弹性的美容效果。桃花也可以用来泡茶喝，用桃花 3 克、芍药花 3 克、丹参 6 克，煎水代茶饮，每日 1 ~ 2 次。在月经前一周开始服用，连服 7 天，可以起到很好的美容效果。但是月经过多者及孕妇忌服。玫瑰、月季、桃花都有补气血的作用，但是玫瑰偏气，桃花偏血，所以用桃花可以让女人面色白里透红，气色更好。

将桃花做成食物吃下去也可以。在我国古代，桃花粥就是比较流行的食品，在书中也多有记载。唐代的冯贽在《云仙杂记》中曾写道："洛阳人家，寒食装万花舆，煮桃花粥。"可见，在寒食节前后用新鲜的桃花瓣煮粥的风俗在民间很是盛行。桃花粥的制作方法是准备桃花干品 2 克，粳米 100 克，红糖 30 克。将桃花置于砂锅之中，用水浸泡 30 分钟，加入淘洗干净的粳米，文火煨粥，粥成时加入红糖，拌匀。每日 1 剂，早上趁温热食用，每 5 剂为一疗程，间隔 5 日后可服用下一疗程。桃花粥能滋阴润燥，疏通脉络，适用于缓解女性因肝气不疏、血气不畅所导致的面色晦暗、皮肤干燥等症状，尤其适合产后女性食用。

茯苓霜、三白膏，
红楼美人都在用的美白秘籍

作为古典文学中的四大名著之一，《红楼梦》一直备受关注，它细致地告诉我们两百多年前的人究竟是怎么生活的，其中的一些养生方法至今都被很多人推崇。尤其是关于美容的一些记载，很值得现代人去借鉴。

如《红楼梦》第 60 回"茉莉粉替去蔷薇硝，玫瑰露引来茯苓霜"里写到了茯苓霜，"他嫂子因向抽屉内取了一个纸包出来，拿在手内送了柳家的出来，至墙角边递与柳家的，又笑道：'这是你哥哥昨儿在门上该班儿，谁知这五日一班，竟偏冷淡，一个外财没发。只有昨儿有粤东的官儿来拜，送了上头两小篓子茯苓霜……'"地方官员知道大观园里女眷众多，所以送了茯苓霜这个养颜美容的好东西。

其实，茯苓霜就是白茯苓的粉末。茯苓又名伏灵、松苓、伏菟，是多孔菌科寄生植物茯苓的菌核，常常寄生在植物赤松或马尾松根部。茯苓有滋补和健脾的功能，而用白茯苓制成的茯苓霜又是茯苓的精华，其作用就更好了。所以，《红楼梦》中的那些广东的官员才会不远千里把茯苓霜送给贾府的女子，但是，贾府的女子喜欢茯苓霜不仅仅是因为它有滋补和健脾的功能，最重要的是它的美白功效。

为什么这么说呢？明代的《本草品汇精要》曰："白茯苓为末，合蜜和，敷面上疗面疮及产妇黑疱如雀卵。"由此可见，白茯苓有着非同一般的美白功效。《红楼梦》里的茯苓霜是将鲜茯苓去皮，磨浆，晒成白色的粉末。这

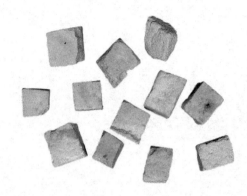

茯苓味甘、淡、性平，入药具有利水渗湿、益脾和胃、宁心安神之功用。更重要的是，它还有祛除色斑和美白的功效。

种白色的茯苓粉末色如白霜，质地细腻，因而得名"茯苓霜"。它的做法比较"高大上"，不太适合大家日常的保健。还有一种茯苓粉，就是直接将茯苓磨成粉末，是比较平民的做法，内服也可以，但是比较粗糙，所以做面膜效果较好。

说到面膜，这里就不得不给大家介绍一个美白的良方——三白膏。所谓三白膏，是哪"三白"呢？就是白茯苓、白芷、白芨。白芷味辛、性温，可活血排脓、生肌止痛，还有美白、淡化疤痕的功效。白芨味苦、甘、涩，性寒；归肺、胃经，有收敛止血、消肿生肌的功效，外用还能治痈疮肿毒、烫灼伤、手足皲裂等。这"三白"加起来就是很好的美白祛斑的良药。

三白膏的做法也很简单，取白茯苓粉两勺，白芷粉一勺，白芨粉一勺，用蛋清和蜂蜜调和敷面即可。使用三白膏做面膜最好在夜间使用，一般在临睡前较好，面膜做完后不要让皮肤见强光，因为白芷粉本身有一定的光敏作用，会使皮肤对光有敏感性。如果在白天时外敷，受到日光照射之后，反倒会使脸色变黑。

恼人的痘痘，用菊花 + 绿茶水来战"痘"

痘痘是众多女性都深恶痛绝的"面子"问题，本来姣好的面容都被脸上的疙瘩毁掉了。有些女生一吃辣就容易长痘，或者是生气了也会长痘。还有一些女生，在经期前后会狂冒痘痘，月经不调的女生，长痘痘也是家常便饭。虽然说长痘痘不一定都是因为月经不好，但是月经不好，长痘的概率非常大。要是还经常生气，肝气不疏，引起气滞血瘀，长痘则更是变本加厉了。所以，为了不长痘，女性应该尽量保持好心情。中医文化博大精深，究竟有没有什么中药材是可以用来对付痘痘的呢？

其实，我们的生活中随处可见的菊花就是一种非常好的祛痘良药。菊花为寒性，有清热解毒、疏散风热的作用，但菊花寒性较弱，归肝经，有平肝明目之功，含有丰富的香精油和菊色素，能够有效地抑制皮肤黑色素的产生，所以非常适合平常饮用。用菊花6克、枸杞6克、大枣6枚泡茶喝祛痘效果更好。所以，要是觉得自己心烦意乱了，就喝一杯菊花茶，既能让自己的心情平复下来，又能阻止痘痘跑出来。菊花对油性皮肤也特别有效，油性皮肤者在夏天皮肤经常油汪汪的，不清爽，会导致脸上长粉刺，可以用菊花煎水洗面或调入面膜粉里敷面，战"痘"效果还不错。

但是市面上的菊花有很多种，有杭白菊或野菊花等，究竟应该怎么区分呢？它们的功效又有什么不同呢？

《中国药典》中的菊花有三类：滁菊、贡菊和杭菊，另外还有野菊花。几者功效略有不同。滁菊的功效偏于平肝阳，是几种菊花中疏散风热、降火功效最强的，出现嗓子发干、头发昏等热伤风症状时，喝一些滁菊茶就能缓解。在众多菊花茶中，黄山贡菊最为突出的功效与作用是"明目"。黄山贡菊能清热解毒，清肝明目，驱邪降火，对肝火旺、用眼过度导致的双眼干涩等有较好的疗效。经常觉得眼睛干涩的"电脑族"，黄山贡菊茶为首选。杭菊分杭白菊和杭黄菊，杭白菊肉质肥厚，味道清醇甘美，特别适合泡茶饮用，与枸杞同服可增强养肝明目的作用。此外，杭白菊还有一定的润喉生津、降压降脂作用。杭黄菊则可疏风清热，常用于治疗风热感冒、头痛目赤、咽喉疼痛等。野菊花有清热解毒、泻火平肝的功效，用于治疗疔疮痈肿、目赤肿痛、头痛眩晕等。相对其他菊花而言的，野菊花苦寒更重，古人有"真菊延龄，野菊泄人"之说，因而不建议个人随意服用，多做外用。可以做成野菊花面膜，准备野菊花约10朵，绿茶一小撮，用少量80℃左右的水浸泡15分钟，用面膜纸或小纱布沾茶水，敷于面部，10分钟后取下。这款野菊花面膜经济实惠，也有很好的祛痘效果。

其实，除了菊花之外，绿茶也有较好的祛痘效果。茶叶中含有茶多酚，有抗氧化作用，可防止肌肤衰老。茶叶还能防辐射，尤其适合长期用电脑

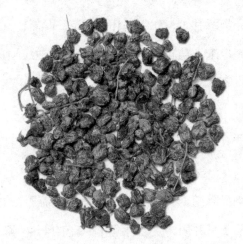

自制野菊花面膜，有很好的祛痘效果，但是，野菊花不太适合泡茶喝，因为野菊花性苦寒，容易引起腹泻。

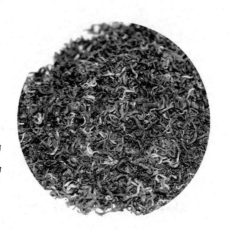

绿茶里面富含的茶多酚有抗衰老的作用。常用绿茶水洗脸也可减少油脂的分泌，达到祛痘的目的。

的女性；还可抑制皮肤色素沉着，减少过敏反应的发生。此外，茶叶中的鞣酸可以缓解皮肤干燥，对于治疗湿疹也非常适用。所以，常用绿茶水洗脸也可减少油脂的分泌，达到祛痘的目的。但洗脸时注意要用温水，因为用冷水洗脸对脸部的血液循环不利，会造成面部血液循环不畅。洗脸的时候，先用棉签蘸一点儿茶叶水，揉眼圈，这样可以去黑眼袋；然后用手捧起绿茶水扑脸，最后将压缩面膜泡在绿茶水里，泡开后敷脸 15 ～ 20 分钟就可以。

在家里自制的面膜有的时候比外面含有化学药品的昂贵面膜更合适，最重要的是自己要弄清楚哪种药材对哪种皮肤问题有效，对症下药，才能让色斑和痘痘远离自己。

失眠脸色差，
合欢花安眠药枕让你睡到自然醒

更年期被称为"生命的改变期"，是所有女性都必须跨过去的一个坎。因为这个时候，是与月经告别的时候。月经从规律变得不规律，月经周期延长或缩短，直至最后月经停止。女人们一旦进入更年期，就会伴随着各种不适的症状，除了内分泌失调导致的月经紊乱之外，还有潮热汗出、易激动、烦躁、疲倦、失眠、头痛等症状。

尤其是失眠，已经成为大多数更年期妇女的头号困扰。而且更年期失眠还有多种不同的类型。如难以入眠型，即超过 30 分钟不能入睡，又称起始失眠。不能持续沉睡型，容易惊醒或反复憋醒，几乎每次醒来的时间超过 30 分钟，又称间断性失眠。早醒型，醒得很早，想睡又醒不着，又称终点失眠。长期的失眠会导致精神不振、抑郁和皮肤老化，给健康带来威胁。

充足的睡眠是健康不可缺少的要素。吃得好，睡得香，是身体健康、肌肤年轻的重要保证。入睡困难，睡眠浅表，稍有动静可惊醒，醒后再难以入睡，白天提不起精神，严重影响工作学习，生活质量差，该怎么办呢？可以试试让合欢花、萱草花这对黄金搭档帮你安神助眠。合欢花性甘、平，归心、肝经，有解郁安神之功，用于治疗心神不安、忧郁失眠。说起萱草花也许大家比较陌生，但它的别名相信大家一定熟悉，很多人的餐桌上还常出现呢！没错，萱草花又叫"金针菜""黄花菜""忘忧草"。白居易在诗中写道：

"杜康能散闷，萱草解忘忧。"《养生论》中也提到"合欢解忿，萱草忘忧"。

合欢药膳的安神效果也不错。准备合欢花 15 克、何首乌 15 克、茯神 15 克、枸杞子 15 克、大枣 10 枚。把诸药材洗净浸泡，先把合欢花、何首乌、茯神煮水，再放入枸杞、百合、大枣和适量小米，熬煮成粥，每天晚餐时喝一碗。有健脾安神的作用，可以治疗忧郁多虑、烦躁失眠。

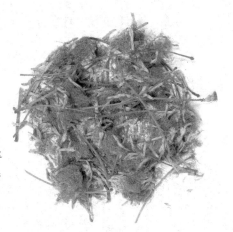

合欢花味甘、性平，有解郁安神的功效，用于治疗心神不安、忧郁失眠。

合欢花除了可用于吃、喝之外，还可以外用。用合欢花制成的药枕，有很好的安神助眠的效果。药枕的制作方法也很简单：首先，准备合欢花、夜交藤、菊花、薰衣草、绿茶各 200 克，无纺布或纯棉的小枕套、枕芯和大枕套；然后，将这些药材中可能会扎到手的药材掰碎，把药材装入小枕套；最后，在大枕套中装入枕芯、小枕套即可。在大枕套里面装小枕套一是可以节省药材，二是多一层枕套对药材上的尘土有过滤作用。睡觉的时候，把有药物的一面朝上，就能很好地缓解失眠了。另外，还要注意药枕中的药物也有保质期，一般一年左右要换一次枕芯。

第九章

心情靓脸色好：美丽的心情养出好气色

　　皮肤需要保养，然而脸色仅仅靠保养显然不够。人们说到一个人脸色好，皮肤细腻有光泽、无痘无斑当然是很重要的一方面，但更多还是脸上所呈现出来的一种精神状态。一个人神采飞扬，跟一个人郁郁寡欢，脸色就会相差很多。人们都说，爱笑的女人运气都不会太差，同样，爱笑的女人脸色也不会太差。

让女人不忧郁的萱草解郁茶

处于更年期的女性在面对自己身体上的各种变化时，都会表现出各种不适应，一些心理承受能力较弱的女性甚至会表现出抑郁的症状。抑郁症是神经症的一种，是一种心理障碍，主要症状是情绪低落、兴趣减退、思维迟缓，以及言语动作减少。在更年期如果没有及时调整好情绪，极易发展为抑郁症，因此，预防抑郁症，情绪管理是关键。那造成更年期抑郁症的原因究竟有哪些呢？

首先，当然是生理变化的因素。女性进入更年期后，卵巢开始萎缩，雌激素分泌锐减，就会出现烦躁、易激动、潮热等更年期综合征的症状。有时会当众发作，令当事人焦躁不安、心情不悦；若不能及时调整心态，正确对待，反复下去就易患上抑郁症。

其次，也有生活封闭等原因。一些女性进入更年期后，不愿主动参加社会活动，整天闷闷不乐。当离开久居的老地方，到陌生的新环境随儿女一起生活或丧偶独自生活时，往往不能适应新的生活环境变化，久而久之便可能产生更年期抑郁症。

再次，还有不堪承受巨大的工作和家庭的压力等因素。更年期女性多临近退休或受到下岗的威胁，心理存在多种顾虑和压力。有的女性在单位是领导、业务骨干，退休后就觉得无所事事，由此而产生孤独感，进而产生抑郁症。而下岗职工心理压力更大，下岗后经济收入似乎难以保障，家庭的生活开支、子女的教育费用等，这些因素每时每刻都困扰着她们，使她们由危机感强烈逐渐演变成抑郁症。

当女性进入更年期的时候，一定要注意多与人沟通交流，保持心情舒畅，平和地看待自己身体上的变化。可以多参加一些文艺活动，多出去旅游散心。除了在生活方式上多注意之外，还有一些生活中普通的食材也可以帮助解决抑郁症。其中，黄花菜是比较有效的一种。

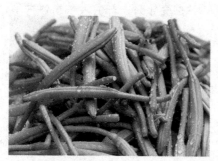

黄花菜又称萱草花、忘忧草，有养血平肝、疏肝理气的作用。

黄花菜又称萱草花、忘忧草，南方也叫金针花或金针菜，有养血平肝、疏肝理气的作用，而中医认为更年期女性情绪异常正是因为肝气不疏导致的。《博物志》中记载："萱草，食之令人好欢乐，忘忧思，故曰忘忧草。"所以，黄花菜是很好的解忧良药。

黄花菜作为我们生活中非常普通的一种蔬菜，可采用打卤、做汤这些非常普通的烹饪方式。此外，还可以用萱草花30克、茯苓12克、百合15克、大枣6枚一起煎水饮用。但是要注意，萱草花最好使用干品，因为鲜黄花菜里面含有秋水仙碱这种物质，经过肠胃的吸收，在体内被氧化为二秋水仙碱，具有较大的毒性。所以在食用鲜品时，每次不要多吃。由于鲜黄花菜的有毒成分在60℃时可减弱或消失，因此食用时，应先将鲜黄花菜用开水焯过，再用清水浸泡两个小时以上，捞出用水洗净后再进行料理，这样秋水仙碱就能被破坏掉，食用鲜黄花菜就安全了。食用干品时，最好在食用前用清水或温水进行多次浸泡后再食用，这样可以去掉残留的有害物，如二氧化硫等。

做自己最好的情绪调理师

　　"岁月是把刀，刀刀催人老。"当童年的天真、成长的懵懂、青春的激情、壮年的成熟渐渐远去，当眼角出现皱纹、身材不再笔挺，很多女性会紧张、焦虑，甚至抑郁、恐慌。

　　有人曾调侃地说，家里有一个女人进入更年期，全家人都像上了战场。的确，随着年龄的增长，40 ~ 55 岁的女性很容易变得管不住自己，遇到一点儿小事就着急上火、烦躁不安，动不动就跟家人争执、发脾气。有时，她们又觉得自己不再被人需要了，暗自发呆、絮叨，就像狂风大作的风沙天，谁都可能"中枪"。

　　根据不完全统计，约有一半女性会或多或少出现更年期抑郁的表现。面对无法逃避的"更年期之战"，首先，家人对此要宽容，尽量不要刺激更年期女性，发生争执时主动退一步，而不是火上浇油。但是，家人的宽容只是外在的环境，最重要的还是看自己，因为自己才是最好的情绪调理师。

　　更年期自我调养要遵循十六字的总原则，就是生活规律、合理膳食、适

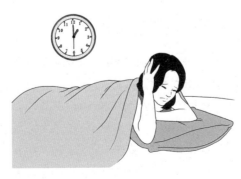

女性在更年期抑郁的原因是多方面的，调理好情绪是关键。

量运动、心态平和。

首先就是生活规律。自己要去调整、适应身体的变化，仍然要保持自己生活的规律性，要到点睡觉、到点起床。而失眠又是一个比较常见的症状，所以睡觉以前要有一些情绪的酝酿，不要去看一些刺激情绪的东西。实在是睡不着的话，可以在医生指导下吃点儿安眠药。

其次是合理膳食。"治病找大夫，保健靠自己"，自己平时就要注意饮食，保持营养均衡。关于膳食的合理，大家对"食物金字塔"应该不陌生。食物金字塔分四层，顶部是油脂类的，第二层是蛋白类的，第三层是蔬菜水果类的，最底下这层是粮食类的。也就是说，最应该多吃的是五谷类的；可以适当多吃一些的是蔬菜水果类的；适量吃一些的是蛋白类的；应该少吃的当然是油盐这些调料类的。所以五谷类就是最重要的食物，为了营养均衡，可以粗细粮搭配吃，1/3 的粗粮就是比较合适的，虽说吃粗粮较好，但也切记不可吃多。在更年期，女性总体的饮食原则就是低脂、低糖、低盐、高钙。因为，雌激素参与钙的代谢和脂肪的代谢，雌激素水平下降以后，脂肪代谢和钙的代谢就不好，容易走向高脂低钙的状态。所以，我们首先是要多摄入低脂高钙的饮食，如牛奶、鱼、虾、蛋和豆制品类的食物。对于蔬菜、水果类，更年期的女性朋友可以多吃，但如果是有糖尿病的女性，在水果的

Tips

更年期综合征患者应选择富含 B 族维生素的食物

更年期有头昏、失眠、情绪不稳定等症状的人，要选择富含 B 族维生素的食物，如粗粮 (小米、麦片)、豆类和瘦肉、牛奶。牛奶中含有的色氨酸有镇静安眠的功效；绿叶菜、水果也含有丰富的 B 族维生素。这些食品对维持神经系统的功能、促进消化都有一定的作用。此外，要少吃盐，避免吃刺激性食品，如酒、咖啡、浓茶、胡椒等。

选择上要注意，高糖水果一定要控制量。而浓咖啡、浓茶和过甜、高脂肪的食品是绝对不能多吃的。

再次是适量运动。适合的运动方式是有氧运动，包括快走、慢跑、跳舞、跳绳、做操、游泳、打太极拳等。进行体育锻炼时，人体会产生一种肽类物质，不但可帮你改善不良情绪，还可以改善骨骼，防止骨质疏松。当然运动也要量力而行，不能过量运动，否则非但没有好处，还会对身体有害。

最后是心态平和。首先一定要注意自定心神。当可能出现的烦闷喜怒袭来时，可采用"冥想呼吸法"定心神：背靠在椅上，头部或靠或枕，顺其自然，闭目静思。所思所想最好是以往愉悦的事情，也可是大自然的瑰丽风光、宇宙间的茫茫星系。在浮想时应及时抹掉语言，让联想出的是各式各样、丰富多彩而富有情趣的画面，长久地保留在脑中。15分钟后，睁开眼睛，所有负面情绪会全消而心神畅然。其次，还要注意多培养生活中的乐趣，重新找寻生命的目标。女性更年期心理逆向改变后，应激能力下降，往常对事物变化的敏感性减弱了，缺少志趣是常见表现。这是可能严重影响生

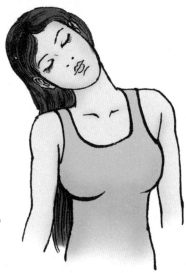

当负面情绪来袭的时候可以试试冥想呼吸法来调节情绪。

活质量的失常心理，应及时矫治。要在自定心神的基础上，去发现新的更有益于自己的兴趣，如玩玩电脑、外出旅游、情寄书画、摆弄鱼鸟、邀友对弈等，皆可随意。待对这些事产生浓厚兴趣时，心烦意乱便会减少。这里应注意两点，一是不要强迫自己去干不喜欢的事，二是不要兴趣过多。

稳定自信、相信自己，这是能衍生出自强、自立的良好心理，能使人常处于愉悦状态的良好心境，千万不可丢失。现代医学认为，更年期实际上只是人生的"中年期"。那些年龄大得多的老年人都在发挥余热，为健康长寿而快乐地生活着，自己哪能因些许身心改变就放弃快乐呢？所以，有了较为安定的心神，有了新的生活乐趣，有了稳定的自信，一定能安然度过这恼人的更年期。

更年期女人，"出不完的汗"，究竟怎么办？

　　一些处于更年期的女性经常在没有任何预兆的情况下，突然感到自己的上半身皮肤一下子像着了火一样发热、发烫，而且满脸通红，有时候晚上醒来，全身汗涔涔的。不管是冬天还是夏天，都会突然发作，发作过后会还明显感觉到心慌心悸、疲乏无力。其实这就是更年期潮热汗出的症状。

　　女性朋友到了更年期就会引发多种症状，潮热汗出就是常见的一种。潮热汗出发作时，短则几秒，长则几十分钟，一天之内甚至反复发作多次，严重影响到广大更年期女性朋友的正常工作和生活。那么，该如何缓解女性更年期潮热汗出呢？

　　现代医学认为，潮热汗出是女性更年期内分泌和血管舒缩功能失调所致，中医则认为，本病多是阴虚内热、肝阳上亢、津液不固所致。所以，要

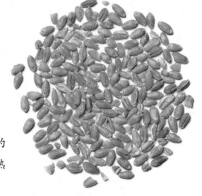

所谓浮小麦，就是"浮"在水面上的小麦。它药性强，对于更年期的潮热汗出有很好的疗效。

想缓解这种症状就必须清热益阴，而浮小麦就是治疗潮热汗出的良药。所谓浮小麦，就是干瘪的小麦，放在水里会浮起来，所以叫作浮小麦。《本草纲目》记载浮小麦"益气除热，止自汗盗汗，骨蒸虚热，妇人劳热"。而张仲景的《金匮要略》里面则专门记载了一个方子用来解决潮热汗出的问题。

这个方子就是甘麦大枣汤，这里的"麦"就是浮小麦。浮小麦是禾本科植物小麦干瘪轻浮的颖果，也就是在淘洗小麦时浮在水面上的那部分。用女贞子 15 克、旱莲草 15 克、浮小麦 15 克、大枣 15 克、炙甘草 5 克一起煎水饮用，就能很好地解决潮热汗出的问题。

除了食疗之外，还要在生活方式上多加注意。第一，要注意饮食，太热或太辣的食物，还有含咖啡因或酒精的饮料都可能会引起女性更年期潮热汗出。所以，更年期女性应尽量避免食用。第二，要注意放松身心，许多女性都发现，通过瑜伽或者其他放松身心的手段可以减轻更年期潮热的不适感。第三，要保持凉爽，体温的稍稍上升都可能会诱发更年期潮热，所以应该注意保持凉爽，比如多穿衣服以便调节，时常打开窗户通风等。第四，要适当运动，在更年期，日常的锻炼十分重要，如果你之前没有经常运动的话，现在就需要增加一些体育运动和有氧运动，比如快走。第五，可以尝试深呼吸，每天两次，或者更年期潮热开始时做深呼吸也有一定的作用。其做法是：深吸气 5 秒，腹部膨胀，然后呼气 5 秒，不断重复，每次做 15 分钟，每天 2 次。

第十章

女人的 28 天，最强生理期美容计划

　　爱美是女人的天性，每个女人都希望拥有一个令人羡慕的容颜。然而，现实是每个女人几乎都会遇到这样那样的肌肤问题，让我们本来美丽的心情蒙上了一层阴影。就像护肤需要分季节一样，在女人的每个生理周期期间，也需要区分对待。不同的时期，不同的护肤方法才能收到事倍功半的效果。

月经期护肤三大招，
养出白里透红好气色

　　女人每到"好朋友"造访的那几天，在生理和精神上都会受到或多或少的影响，稍不注意就会带来严重的肌肤问题，皮肤油腻、肤色暗沉、毛孔粗大、粉刺、痤疮及毛囊炎等情况一起来报到。为什么"好朋友"到访，皮肤会有这些反应呢？原来，"好朋友"到访的那几天，体内激素发生变化，皮肤的供血和皮脂分泌增多，皮肤变得非常敏感，肌肤抵抗力也开始降低，导致皮肤油脂过多，毛细血管扩张，肌肤失去透明感。同时，还容易长粉刺，皮肤暗沉，出现过敏反应。皮脂分泌旺盛不但会导致皮脂阻塞毛细孔，而且还容易形成麦拉宁色素，使黑斑点大量增加。所以，经期护肤显得格外重要。

　　经期究竟应该如何护肤呢？女人经期该怎么保养皮肤才能减少肌肤问题的产生呢？

　　首先，洗脸要彻底，要做好控油保湿。经期中，体内荷尔蒙对皮肤和头发影响比较大，皮脂腺分泌旺盛。因此，油脂分泌多，头油过多，满脸油光。这个时候一定要注意清洁肌肤，早晚都要使用具有彻底清洁毛孔的作用的洗面奶，让毛孔保持畅通。因为经期皮肤比较容易出油，所以要及时控制。控油的根本是保湿补水，为肌肤补充水分，才能有效去除油光。并且在来月经后的前三天应连续使用补水面膜，给肌肤补充水分。

Tips

经期不宜频繁洗脸

有的女性在经期总是受不了肌肤的油腻感，所以一天下来，要洗脸好多次，但是其实肌肤会越洗越油。因为过度清洁会让肌肤变得更加干燥缺水，反而会分泌过多的油脂。正确方法是洗脸早晚两次即可。选择清洁产品时，最好使用能给肌肤补充水分的产品。例如含有玻尿酸、天然保湿因子等这些具有保湿作用的产品。

其次，要保证充足的睡眠。 经期中，女性的抵抗力下降，身体比较弱。如果没有充足的睡眠，不仅会令肌肤毛孔变粗变大，还会出现黑眼圈。因此，经期中一定要保证每天8小时的睡眠时间，这样肌肤在夜间才有足够的时间进行自我修护。

再次要注意饮食。 经期还要注意自己的饮食，要少吃刺激性食物及冷饮，宜选用营养丰富、健脾开胃、易消化的食品。在经期千万不要吃辛辣、油炸、冰冻的食物，由于这个时期肌肤的抵抗力很差，吃这些食物不仅对身体健康不利，还会导致肌肤长痘痘。在经期适合吃得清淡些，多吃一些富含维生素C的食物比较好。蔬菜水果是天然的美容品，可以多吃一点儿。经期还可以尽量多摄入维生素B以及镁、铁等微量元素，可以多吃香蕉、动物肝脏等食物促进肌肤新陈代谢，多喝开水和补充蛋白质。另外，喝点儿红糖水是非常有益于女性健康的，但要注意恰当控制饮水量，由于有些人会在经期出现水肿，所以切勿过量饮水。

虽然经期会有身体上的不适和"面子"上的问题，但是只要我们耐心护肤，经期也能有好皮肤和好气色。

经后第一周，
由内而外滋阴养颜胜过大堆护肤品

　　月经干净以后的一个星期被称为经后期，也称作卵泡期，一般就是指月经周期的第 6～14 天。在这一时期注重养生对健康、美丽、抗衰老很有益。由于此时月经刚结束，胞宫内阴血损失较大，女性体内十分缺血，所以保养需要以滋阴养血为主。大家知道，女性的保养重在滋阴。比如，女性在更年期衰老加快就是因为阴虚；而长痘痘则是因为阳气太旺，阴虚不能涵阳而往外冒的缘故。所以，这一时期女性要特别注意滋阴养颜。

　　许多女人一说到滋润、保养，立马就去买一大堆名牌保养品、做美容，但是花了钱，效果却不尽如人意。因为，从外部保养如同在花草树木的叶子

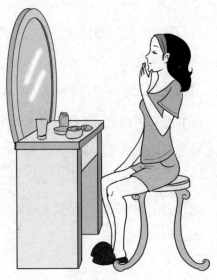

要想皮肤好，内调才是关键，护肤品只能起到辅助作用。

上洒洒水，终究是治标不治本的。只有从根本上滋阴涵木才能见效，而利用月经后的这段时间来做保养就是在滋养根部。

这一时期人体宜静不宜动，宜补不宜泻，所以不宜通过过度运动来减肥。静才能养阴，若阴血不足的时候还运动过度，阴血收敛不住阳气，反而会伤阴、伤血，使人气色变差，性情也变得急躁不稳定。但是，这一时期也不是完全不需要运动，可以用轻松的运动来辅助生阳，比如散步、观赏风景、书画娱乐、听音乐等。此外，还可以试试腹式呼吸：慢慢地深吸气，同时鼓起肚子，此过程 3 ～ 5 秒；鼓到不能鼓的时候，憋气 1 秒；然后，慢慢呼气，肚子渐渐回缩 3 ～ 5 秒；瘪到不能瘪为止，憋气 1 秒。如此反复，每次 5 ～ 15 分钟，能做 30 分钟最好。以午后和晚间练习为宜，坚持到排卵期。腹式呼吸时气机随膈肌下沉，有利于气血在肝肾的运行而养阴。很多人练习的时候觉得乏味，但若能坚持 3 ～ 6 个月就能体会到其中的妙处。此外，还可以使用吞津滋阴法，每晚静坐或静卧时，舌尖抵上颚，去除杂念，意守丹田，把口腔中的津液吞下去。

这一时期的调理也应该以养阴、封藏阴血为主，多吃一些滋阴补血的食物，比如用 3 ～ 5 克阿胶和乌鸡一起炖汤喝，一周吃一两顿。可以食用猪肉、排骨，因为猪肉填精补髓又生血，滋阴的功效也很好。对于气血亏虚的人，虽然说"虚不受补"，但是在这一时期只要注意口味清淡、营养丰富、少食多餐，吸收效果会比平时好。

经期后一周内气血亏虚，光"补"还不行，还要注意减少气血的消耗，否则就像破了洞的缸一样，倒进去的水再多，也是留不住的。那么，如何才能让气血不漏呢？

第一，不要熬夜。因为长期熬夜影响到我们身体里的"血库"——肝脏。在女性的身体里，肝脏就是血的"大本营"，它负责血液的贮藏、调节和分配，身体哪里有需要，肝脏就把血液及时输送过去，而血液对女性来说又极为重要。《素问·五藏生成篇》里记载："肝受血而能视，足受血而能步，掌受血而能握，指受血而能摄。"而如果夜里还不休息，血液就要继续不停地被运送到身体其他部位，肝就无法休息，久而久之就会伤肝，那它的藏血和主血功能就会受损，进而就会出现气血亏虚，导致月经不调、面色蜡黄等症状。

第二，在经期后一周内不宜过度节食减肥。因为在身体最需要营养的时候没有吃好，身体会留下饥饿的记忆，就容易过度储存脂肪而使体重反弹。

第三，不要吃冷寒食物。经期不能吃生冷寒凉之物，很多女性朋友已经注意到了。但一过了经期，很多女性朋友就松懈下来了。从中医的角度来讲，月经后一星期也是不适合长期吃寒凉之物的。因为寒是向下行的，如果此时随意吃一些寒凉食物，寒邪入内，向下进入胞宫，导致宫寒，就会造成月经周期延后，经前或经期出现小腹坠胀等。更严重的还会造成不孕。

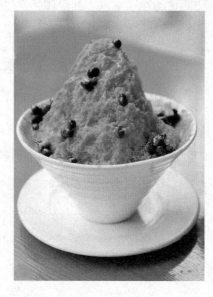

冷饮是所有女生的克星，一定要管住自己的嘴，绝对不能多吃，否则月经就会不听"指挥"。

经后第二周，温阳活血让你面色红润，还能促进怀孕

　　女人在一个月中有一天会感到身体微微发热，并伴有较多透明、拉丝状的白带绵绵而下，这正是排卵的日子，一般是月经周期的第 14 天。在这个日子的前后 3 ~ 5 天，就是排卵期，一般在月经周期的第 12 日至第 17 日。中医认为，排卵期是"阴转阳，阳气内动"，意思是在月经期后，阴气不断增长，涨到一定程度后便开始转化为阳。从中医的角度来看，是阴阳结合的最好机会，是受孕的最佳时机。因此，这个阶段应注意温阳活血，阴阳调补，能够调整血虚状态，促进排卵，有利于优生优育。所以，这一阶段阴阳要尽量平和，不要阴盛阳衰或阳盛阴衰。可以多吃一些活血通络的食物，让卵子顺利地排出，助于受孕。

　　这一时期的调养以活血通络为主。可以用艾灸配合针灸推拿的方法，疏通经络。在饮食上，可以加一些温阳活血的药物，如补骨脂、巴戟天、肉苁蓉、肉桂等。此外，要注意保持情绪稳定，不要过于激动。

　　此外，排卵期还可以补肾，肾主生殖，卵子的质量与肾密切相关。要想卵子达到"最佳状态"，肾精必须充足。补肾的方法有很多，其中既简便又有效的方法其实就是食疗。

　　甲鱼就是一种很好的食材，它性平偏温，有很好的滋阴作用。甲鱼虽好，一则价钱贵，二则采、买、做都不方便，不太可能经常出现在平常百姓

家的餐桌上。我们可以选择用"沙漠人参"肉苁蓉来补肾。《中国药典》记载肉苁蓉味甘、性温，具有补肾阳、益精血、润肠通便的功效。药食两用，长期食用可补肾壮阳、填精补髓、养血润燥、悦色等。另外，多吃核桃、枸杞、豆类等，也可以帮助你改善肾精不足的状况。这些食物之所以用于补充肾精，与它们同为植物的种子有关。植物的种子，与人的精子和卵子一样，同属于"种子"，因此大多具有补充肾精、促进排卵的功效。

除此之外，黑豆也具有极佳的补肾效果。古人认为，豆是肾之谷，黑豆不仅形状像肾脏，而且颜色也与肾相关。我国古代医学专著《黄帝内经》提出了五色配五脏的理论，即"白色入肺，赤色入心，青色入肝，黄色入脾，黑色入肾"。因此，黑豆具有滋补肾精、活血强身的功效，特别适合肾精亏虚的人食用。其他如黑芝麻、黑米、黑枣等也有这样的功效。

所以，在排卵期间，女人常吃一些坚果是非常有好处的。比较适合在排卵期间食用的食物有核桃、栗子、腰果等坚果类。因为坚果是种子的精华部分，营养丰富，所含的维生素等对人体生长发育、增强体质、预防疾病有极好的功效，而且多吃也会对皮肤和身体好。

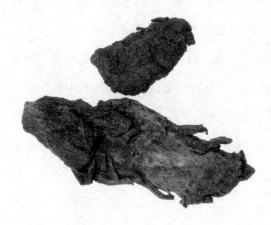

肉苁蓉是列当科一年生寄生性草本植物。其质像肉，故得此名。沙漠是肉苁蓉的故乡，大量肉苁蓉生长在内蒙古西部的荒漠戈壁，因此有"沙漠人参"的美誉。

经后第三周，
肌肤最脆弱，全方位护肤正当时

经后第三周，也被称为黄体期，是指从月经来潮开始后第 15 天算起，时间持续 14 天左右。这一段时间体内雌性荷尔蒙分泌减少，雄性荷尔蒙分泌增加；同时，雌激素的水平下降，孕激素的水平不断升高。在排卵后产生的黄体素的作用下，容易内分泌失调。

所以，这个时期是月经周期中肌肤状况最差的时期。此阶段为黄体素分泌的高峰期，皮脂与色素的活性增强，不论是皮肤还是头皮，皮脂腺的分泌都会比较旺盛，导致油脂过多，肌肤失去透明感，皮肤会变得极为干燥，毛孔变得粗大，容易长痘痘，且伴有脸色暗沉、浮肿的现象。这个时期最重要的是保养，令肌肤状况不再恶化。

由于体内激素的作用，经前还可能会出现腰酸、乳房胀痛、容易疲倦、嗜睡、情绪不稳定、易怒或易忧郁等症状。此时要注意调节心情，保持精神愉快，必要时采用推拿、按摩等手段进行调理。针灸推拿，是"内病外治"的医术，用毫针针刺、推拿手法作用于经络、腧穴来治疗全身疾病，具有很好的调和阴阳、疏通经络、扶正祛邪的作用。用针灸推拿的方法，还可疏通气血，从而减轻乳房胀痛、腰酸、情绪不稳定等问题；用艾灸的方法，温经通络，散寒止痛，从而改善痛经、经色暗、有血块等不良症状。月经好了，自然皮肤也会好。

在食疗方面，黄体期宜食用阴阳并补、活血通络的药膳，因势利导，引

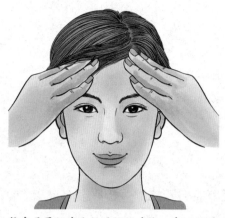

推拿是最经济方便的经络疗法，在不同的经络、腧穴进行推拿，具有很好的调和阴阳、疏通经络、扶正祛邪的作用。

血下行。如猪蹄炖牛膝汤，取猪蹄250克，牛膝20克，米酒适量，葱、姜少许，加水炖汤，有补肾活血的功效。还有青皮山楂粥，取青皮10克，生山楂30克，粳米100克，加水熬煮成粥，有理气活血、调经止痛的功效。羊肉炖栗子也不错，取羊肉60克、栗子18克、枸杞15克、生山楂15克一起炖煮，有温补肾阳、活血的功效。芪参归姜汤也是黄体期非常重要的食疗方之一。取羊肉500克，黄芪、党参、当归各25克，生姜50克，一起炖煮成汤，有益气补肾活血的功效。

在食疗方的帮助下，皮肤会进一步好起来。除此之外，护肤方面也要相应注意。

要注意休息、保证睡眠，保持稳定的情绪和良好的心境，以减轻月经前后皮肤的变化。还要加强皮肤的清洁，去除过多的油脂，并防止皮肤的感染。但是，因为经期前皮肤的敏感性增强，应避免使用洁净能力太强的洗面奶，也不能过度去角质或按摩皮肤。洗净皮肤后记得补充水分，可以随时使用化妆水或清爽的乳液，以维持皮肤的滋润状态。应尽量避免化妆，卸妆也一定要彻底，以防止毛孔被阻塞产生痤疮。因为临近经期，皮肤的敏感性增强，果酸、维生素C的摄入也应该减量。受女性荷尔蒙的影响，黄体期最易长黑斑，需要避免太阳照射，以免黑斑生成。尽量不要试用新的保养品，黄体期肌肤粗糙敏感，又容易长痘痘，皮肤也比较差，此时可能连原本使用的保养品都变得不适用，如果要试新的保养品，得等生理期过了再说。

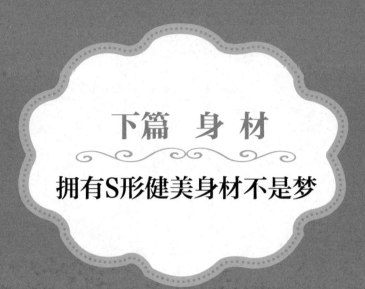

下篇 身材

拥有S形健美身材不是梦

　　和"面子"问题一样，好身材同样是很多人一生都在追求的。在这个以瘦为美的时代，很多人，尤其是女性朋友都喊出了"要么瘦，要么死"的口号。这固然有些偏激，但足以见人们对瘦的追求。然而，并不是越瘦越好，瘦得皮包骨头不仅没有美感可言，还会危及健康。所以应该健康地瘦，拥有一个健美的 S 形身材，才是我们应该追求的。

第十一章

气血通畅，才能享"瘦"生活

　　所谓"一胖毁所有"，虽然有些过于绝对，但过于肥胖绝对不是什么好事。过于肥胖，不仅不美，还会引发各种疾病。说起肥胖，很大一部分是由于气血不畅引起的。气血不能顺畅地流通，就不能将体内的一些垃圾排出体外，从而造成瘀滞，肥胖也就形成了。只有气血通畅，才能享"瘦"生活。

甜食吃不停，
小心痰湿瘀滞让你越来越胖

在这个以瘦为美的时代，减肥几乎是所有女性永恒的话题。这其实不仅仅是因为拥有窈窕的身材会变得更美，而且过于肥胖确实会给身体带来危害。过于肥胖的女性极易出现月经病，常表现为月经量多和月经来潮延迟，40～50天来一次，甚至是两三个月才来一次，还容易出现过早闭经。那肥胖究竟是怎么引起月经不调的呢？

从西医的角度看，肥胖的女性大都爱吃甜的、油腻的食物，又不爱运动，长期的热量堆积使她们身上的脂肪积累过多、体重增加。而对身体健康造成的影响，最明显的是脂肪代谢和糖代谢出现障碍，进而性激素的分泌受到影响，使得月经周期异常。中医则认为，肥胖多由胃热滞脾所致。肥胖的女性通常食欲旺盛，就不可避免地会过食肥甘，造成湿浊在体内积聚，化为脂肪，久而久之湿浊化热，胃热滞脾，从而形成肥胖。就像一个气球，不断地往里面吹气，而气无法排出就会鼓胀。我们都知道，过饱和过饿是造成脾胃伤害最常见的原因，脾胃为气血生化之源，脾胃出问题了，血液如无源之水、无本之木，月经不调也是必然的。而月经不调，昭示着体内激素的紊乱，同样会促进身体的进一步发胖，出现恶性循环。

减肥几乎是所有当代"杨贵妃"的心愿，为了减肥，她们要不就是咬牙节食，要不就是吃减肥药吃得上吐下泻。可是即便如此，肥肉还是减不下去，"大姨妈"也越来越不听话。那究竟有没有什么办法能解决肥胖引起的月经不调呢?

拔罐法是不错的方法。选取脾俞穴、胃俞穴、天枢穴、曲池穴、内庭穴、三阴交穴。脾俞穴位于第 11 胸椎棘突下,脊中旁开 1.5 寸处,为人体气血生化之源——脾的保健要穴。它的功能是健脾利湿、和胃降逆,能防治肢体乏力、腹胀腹泻等症。胃俞穴在背部,位于第 12 胸椎棘突下,旁开 1.5寸处,隶属足太阳膀胱经,可将胃气输送到后背的穴位,经常刺激胃俞穴,可以强健胃的机能。天枢穴在脐旁开 2 寸处,隶属足阳明胃经,刺激天枢穴位,可以增强胃肠动力,防止便秘。内庭穴在足背第二、三跖骨接合部前方凹陷处。胃的气血,是从脚指头开始起来的,而到了内庭穴,胃经的气血充足了一点儿,但又不是最充足的时候,按此穴具有清胃泻火的功效。三阴交穴为足太阴脾经之穴,因恰好是足太阴、少阴、厥阴之交会处而得名,该穴具有健脾益气的功能。在以上这些穴位上拔罐可有效消除胃热、健脾益气。

拔罐疗法简单有效,但要想减掉身上的赘肉,还要持之以恒,切勿三天打鱼两天晒网。你还可以边看电视边按摩这些穴位,也会有不小的帮助。

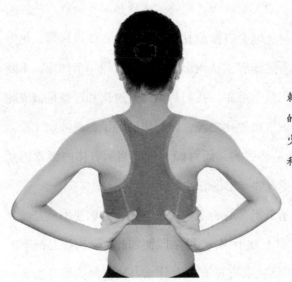

刺激脾俞穴,可以提升脾脏的功能,起到健脾益气、减少体内的痰湿瘀滞的作用,利于减肥。

拔罐手法专业，需要有人帮忙才能完成，那有没有不求人就能减肥的手段呢？回答是肯定的——当然有！

Tips

坐姿不对可能也会导致肥胖

坐骨是决定从臀部起的整个下半身身形的重要骨头。如果你节食了，下半身肥胖也没有顺利改善，可能是坐骨的原因。白领女性平时一直在重复错误的坐姿，所以坐骨的位置很容易向前后左右偏移。在变形的状态下长时间久坐的话，坐骨周围的肌肉也会变得僵硬，而且会导致皮下脂肪块堆积。结果，臀部和腰部就会渐渐变胖，破坏整个身形的曲线。

食疗法就是一个可以"靠自己"的方法。赤小豆粳米粥就有不错的减肥效果。赤小豆味苦、辛，性温，归肺、脾经，有理气健脾、燥湿化痰的功效。粳米和胃补中，除烦清热。做粥的时候，分别取赤小豆、粳米各 50 克。先将赤小豆温水浸泡 2 ～ 3 小时，然后加水约 500 毫升。先煮赤小豆，待将烂时，加入粳米共煮为稀粥。此粥可清热健脾，尤其适用于胃热滞脾型肥胖。一天早晚食用两次，效果更佳。

减肥最重要的是要养好脾胃，消除体内的痰湿瘀滞，让气血通畅起来，同时辅以合理的运动，相信长期坚持下去一定能从"杨贵妃"变身"赵飞燕"。

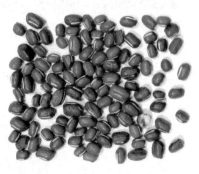

赤小豆可排除痈肿和脓血，消热毒，止腹泄。而且它的热量较低，是减肥的女性的理想食品。

胸部下垂气色差，补足气血，才能挺"胸"做女人

　　乳房是女性美的象征，它构成了女性婀娜多姿的体态。很多女人为了获得丰腴、挺拔的乳房甚至不惜去做隆胸手术。手术失败的风险暂且不论，即使成功了也会对人的健康造成极大的伤害。所以，从内在调理显然是更好的选择。

　　女性胸部下垂多是气血不足的缘故，尤其是产后及处于孕育期的女性，耗气伤血较为厉害，下垂的情况更为普遍。中医认为，乳房的位置为足阳明胃经所经过之处，而脾胃则为人之后天之本，气血生化之源，一旦脾胃虚弱，则气血化生乏源，乳房失去濡养，就会下垂。此外，生产、哺乳都会使女性失血过多，引起气血不足、营养不足，从而造成乳房下垂。乳房就像一个气

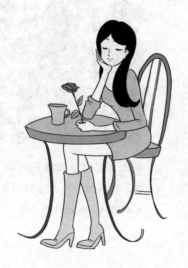

每个女人都希望有一副前凸后翘的好身材。想要挺"胸"做女人，调养好气血很重要。

球，气足才会圆鼓；气不足，就会瘪下来变得松软而没有弹性，进而下垂。

一般因气血不足造成胸部下垂的女性，在月经上也会出现经期推后、月经稀少等现象。如果能够根据身体给我们提供的这些信息及时做出调理，时时保持气血充足、畅通，在很大程度上是可以避免乳房下垂的。

要使气血充足，乳房健美，最简单的方法就是按摩。用拇指或食指、中指，在乳房周围及颈根、肩部做旋转按摩，然后按压缺盆穴、气户穴、库房穴、膻中穴、乳根穴这五个穴位。缺盆穴隶属足阳明胃经，因为它在锁骨中间的缺口处，就好像破了一块的盆子，所以被称为"缺盆穴"。气血经缺盆穴流通到全身各处，就像水通过盆上的缺口流到各个方向，这样乳房四周就可获得充足的气血，使乳房有一个健康成长的环境。气户穴属于足阳明胃经穴，位于人体的胸部，在锁骨中点下缘，距前正中线4寸，为胃经气血与外界交换的门户，按摩它使乳房的气机畅通，乳房才会健康。库房穴，顾名思义就像是一个靠近乳房的仓库一样，储藏着津血，因此乳房是否健美、乳汁是否充足与它有直接的关系。库房穴位于人体的胸部，在第一肋间隙，距前正中线4寸。膻中穴被称为"气汇"，就是人体的呼吸之气、消化之气、脾胃之气都会汇聚到这个特定的地方，刺激它可以调节脾胃之气，强化脾胃生血功能，让乳房气血充足，自然就不会下垂。膻中穴处在前正中线上，两乳头连线的中点。乳根穴在乳房正下方，就像一个椎体，托好它的底部，它就会屹立不倒，常常按摩乳根穴可使乳房挺拔、丰满。

按摩这些穴位时，先旋揉后点压，在各个穴位处点压10秒钟，反复2～3次，最后再以揉捏法按摩一遍，每天按摩。运用点压法时最好避开乳房，如要对乳房施术，用力宜轻。坚持按摩，必会收到惊喜的效果。

除此之外，吃也能吃出"美胸"，如补脾健乳粥。看名字就知道这道粥的功效，它是由干荔枝、莲子肉、怀山药等一起熬制而成。荔枝甘酸的口味

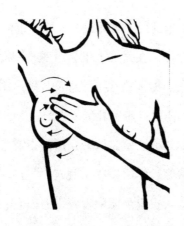

找准穴位，按压乳房，能起到
很好的丰胸效果。

深得众人的喜爱，它性温，入脾经，有开胃益脾的功效。莲子肉味甘、涩，性平。明代李时珍认为："莲之味甘，气温而性涩，禀清芳之气，得稼穑之味，乃脾之果也。"由此可见，莲子肉有补脾的功效。清末名医张锡纯对山药十分赞赏："山药之性，能滋阴又能补气，能滑润又能收涩，能补肺、补肾、兼补脾胃，在滋补药中诚为无上之品。"

做粥的时候需要准备干荔枝5枚（去壳），莲子肉、怀山药各90克，瘦猪肉50克，大米100克，盐、味精各适量。将猪肉洗净，切成小丁，与干荔枝、莲子、怀山药和米放入锅中，加水适量，同煮粥，吃起来咸鲜适口。每周服用2剂，每剂分2次。这款粥健脾益、丰乳，常食不仅能防治乳房下垂，还能促进乳房发育，让你尽显傲人"胸"姿。

没有哪位女性朋友愿意当"太平公主"和"飞机场"。"挺"胸做女人的奥妙在于补足气血并使其畅通。食疗和按摩可让你轻松得到丰胸的效果，而适度的锻炼则能对成果加以巩固。每天在工作之余站起来活动活动筋骨，做做扩胸运动，不但能活化气血，更能提高乳房韧带弹性，使乳房看上去更健美。另外，情绪也是乳房健康的必要条件。若心情舒畅，那么肝的疏泄功能正常，气机调畅；反之，若情绪激动、抑郁，肝气郁结就会殃及乳房。因此，爱护乳房还要保持乐观的心态。

遇到不舒心的事也不哭的女强人，为什么更容易发胖？

　　没有哪个女人不渴望拥有完美的身材，但现实总是与梦想背道而驰。现代女性除了要照顾好家庭，还要拼事业，在工作、家庭的双重压力之下，经常会表现出性子急、烦躁不安，而长期神经紧绷、情绪放不开的结果，往往是出现抑郁倾向，陷入恶性循环伴随失眠多梦、胸闷、月经失调，时而腹泻、时而便秘的症状。由于食欲时好时坏，往往造成暴食症，心情好时猛吃东西，心情不好时也狂吃，几乎养成了靠饮食来发泄情绪的不良习惯，在不知不觉中吃下过多的食物，形成了肥胖。

　　而从中医的角度看，肝主疏泄，脾主运化，若长期肝气不舒、肝失疏泄就会造成脾虚，脾虚了运化就不好了。吃与以前同样多的东西，但运化能力下降，垃圾就无法被运出体外，不得不堆积在体内，时间长了就容易造成肥胖。

　　肝是人体内脂肪代谢的场所，食物中的脂肪会在小肠内进行分解，以甘油和脂肪酸的形式进行吸收，在肝细胞内重新合成脂肪，然后以脂蛋白的形式运出肝脏，运送到皮下贮存。当身体产生脂肪的量在合理范围内时，脂肪被运输到合理的地方，如乳腺、臀部、大腿根部内侧等，但如果脂肪太多，就易被储存到错误的地方，通常是哪里可放就放哪里。而腹部皮下的空间比较大，多余的脂肪极易在此地贮存，就会导致腰部出现赘肉。脂肪是以储存能量的方式存于体内的，是人体的能量库。当人体需要用脂肪供应能量时，皮下的脂肪就会被调动起来，它从皮下通过脂蛋白运输到肝脏，然后在肝内燃烧供能。可见，肝是脂肪代谢的中心。所以，只有让肝气舒畅，肝脏正常运转，才能保证脂肪不会跑到不该去的地方堆积起来，出现水桶腰、粗大腿、蝴蝶袖等。

Tips

小腹堆积脂肪容易引起其他疾病

千万别小看腹部脂肪堆积，这是身体发出的警讯。腹部脂肪是身体内最活跃的脂肪，因此也是最危险的脂肪。它最容易引起胆固醇过高、心脏病、糖尿病等疾病。特别值得注意的是，某些苗条的女人，如果发现小腹坠肉在一定时期内增长得过快，甚至与身体不成比例时，一定要及时就医。医学专家证实，这与长期的高压状态、内分泌失调、抑郁症、高血压有紧密联系。

要解决肝气郁结的问题，首先要保持一个好的心情。最好的宣泄办法就是运动，以慢跑和快走作为首选，这种中等强度的有氧运动会让人产生欣快感，有利于不良情绪的发泄。从中医的角度看，慢跑和快走还有活血理气的功效。此外，还不受场地和时间的限制，随地随时就可以进行。还有一个比较好的宣泄运动就是跳广场舞。因为它是一个群体运动，人的情绪会互相影响，待在一个大家都比较欢快的场合，心情就会自然舒畅。若是有条件的话，还可以报一个瑜伽班，尝试凝神静气，甩掉负面情绪。

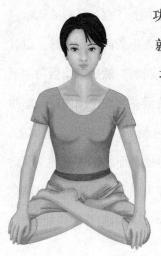

多做瑜伽这种有氧运动，可以让心情变得平静，
能甩掉胸中闷气，而且有很好的减肥效果。

此外，还可以运用一些音乐疗法，还有现下流行的"话疗"，都可以尝试一下。若是没有条件，可以找三五个好友聊一聊，倾诉、宣泄一下，也可以舒肝理气。

除了运动之外，饮食上也要保持平衡。减肥并不是单纯地减重，在同等重量之下，保持好的肌肉线条更为重要。要尽量将脂肪转化成肌肉，要保持一定量的肌肉的成形，要保证一定量的蛋白摄入。所以，从饮食上来讲，更多的是要在均衡的基础上，尽量选择低热量、低脂肪的食物。比如猪肉的脂肪含量比鸡肉高，所以减肥时尽量以鸡肉等脂肪含量低的肉类来代替猪肉。此外，水果、蔬菜也要多吃，还要补充一定的膳食纤维。但是，切记不可过量，过量摄取任何食物都是无益的。

一直瘦不下来，还多毛！
小心患上多囊卵巢综合征

　　"女汉子"近来成为社会上及网络上的热词，生活中以女汉子自居的女人也越来越多。"女汉子"一词，如果从日常做派、风格、举止方面说的话，在调侃中则不乏褒奖之意，有内心坚强、性格开朗、风风火火等肯定的意思，是事业上成功的女强人。但是如果从生理上去评价一个女人是女汉子，那就不太好了。如果体形越发臃肿粗壮，面部和后背经常长痤疮，体毛越来越多，可见上唇、下颌、乳晕周围、小腹正中线等部位出现粗硬的毛发，同时出现月经稀发甚至闭经，不育等，这时候就要警惕了，恐怕是已经患上了多囊卵巢综合征。

　　多囊卵巢综合征是育龄妇女常见的慢性内分泌及代谢异常性疾病，是以慢性无排卵、闭经或月经稀发、不孕、肥胖、多毛和卵巢多囊性增大为临床特征的综合症候群。具体症状有月经不调，经常出现月经错后甚至闭经；体形渐渐变得肥胖；出现多毛和痤疮，多毛是指唇周，特别是上唇、下颌、乳房周围、脐下小腹正中部、大腿上部两侧及肛周的毛增粗增多，同时可伴痤疮、面部皮脂分泌过多，严重的还可能出现阴蒂肥大、喉结等男性化特征；不孕，因为排卵障碍，所以受孕的概率比较低，有时可有偶发性排卵，但也比较容易出现胎停育和流产。

　　有的患者所有症状都有，有的患者只有部分症状。这种病的确切病因目前还不太明确，可能与遗传因素有关。但有一点可以肯定，多囊卵巢综合征不是由单一因素引起的，而是由多种环境因素和与雄激素生成有关的基因、与胰岛素分泌及有关的基因相互作用所致。目前还没有根治的办法，但如果控制良好，可以正常生育、健康生活。调整生活方式、保持合理的体重是预防和治疗多囊卵巢综合征的第一要素。

而中医则认为，患有多囊卵巢综合征的人大多脾肾阳虚、水湿内停，也有一部分是因为肝气郁结、瘀血停滞。所以温肾补阳、疏肝理气就成为治疗多囊卵巢综合征的重中之重。而狗肉、羊肉、鹿肉、虾、桂圆肉、枣、山药、糯米、肉苁蓉、锁阳、韭菜等食物均是温补肾阳的良药。可以将这些食材与其他食材一起配伍，能起到更好的效果。下面有几个食疗方，简单又实用，大家不妨尝试一下。

橘皮山楂粥

橘皮 10 克，生山楂 30 克，小米 100 克。先将橘皮、山楂放入砂锅，加水适量，煎 40 分钟，去渣取汁待用。将小米放入砂锅，加水用小火煨煮成稠粥，将熟时兑入橘皮、山楂汁，拌匀，继续煨煮至沸，即成。

鲤鱼山药萝卜汤

鲤鱼 1 条（约 500 克），萝卜 50 克，山药 15 克，枸杞子 15 克，黄酒 50克。将鲤鱼去鳞，取出内脏，去鱼胆、侧线，洗净后切成三段，置盅内待用。然后将洗净的山药、枸杞子、萝卜放入盅内，加黄酒，倒入水 1 杯，加盖蒸 3 ～ 4 小时即可。

女性朋友可采用以上食疗方，同时自己也要多注意生活习惯的调整，这样才能有效地控制多囊卵巢综合征。

  首先，要控制体重，切不可暴饮暴食，调整饮食结构，改变进食习惯，放慢进食速度，辅以合理的运动，达到健康减肥的目的。但饥饿疗法不可取，不要一味排斥进食，因为这样有可能发展成厌食症，造成身体机能急速下降，而且也容易反弹。

  其次，要起居有常，调整生活方式，按时进餐，按时入寝，定时起床。晚上不可熬夜。

  最后，要合理运动。超重的人，膝关节的负担较重，所以跳绳或爬楼梯不太可取。最便捷的方式是平地快走，每天不少于40分钟，再配合一些柔韧性运动，如瑜伽等，效果更佳。

经后黄金瘦身期，
五谷杂粮也能吃出窈窕身形

前一段时间，"马甲线"疯狂刷屏朋友圈。不管是女明星还是其他女性，都以拥有一副瘦而健美的身材为荣，可是无奈大多数的胖子总是找不到合适的减肥方案，即使有时候咬牙坚持少吃也没有太大效果，这时就需要转换减肥方式了。其实，上天早已赐给我们瘦身的最佳时间段，即月经结束后一个星期，把握住这个黄金时间段来执行减肥计划，定可收到立竿见影的效果。

对于要减肥的女孩子来说，在月经过后一星期，是减肥的大好时机，抓住这几天的时间健康减肥，可能比盲目地节食减肥要好很多。为什么这段时间最适宜减肥呢？由于经期荷尔蒙水平波动较大，能够带动脂肪快速燃烧，瘦素浓度随月经周期的变化而变化，行经期最低，经后期逐渐上升，瘦素

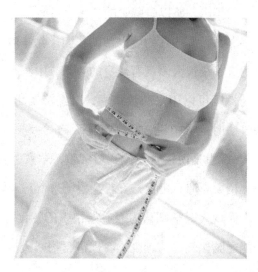

拥有"马甲线"，是所有女孩子的心愿，但是减肥不可盲目，否则不仅毫无美感，还会给身体带来极大的损害。

浓度在月经第七天开始上升，排卵期（月经来潮第 14 天左右）最高，然后逐渐下降，至行经期最低。因此月经周期中，减肥最佳时机为月经走后的一周。

而中医则认为，肥胖是体内水湿中的秽浊物质聚集，这种物质和我们肺里的"痰"有着类似的特征，所以在中医上有句很有名的话叫"肥人多痰湿"。既然肥胖是水湿中的秽浊物质凝聚而成，而水湿又是由于脾的运化功能失常所致，因此，中医认为瘦身应该多吃些健脾除湿的食物。如在清代名医陈士铎的《石室秘录》中，就记载了用健脾除湿来治疗肥胖症的方法，他在书中对肥胖症的成因提出了精辟的论述："肥人多痰，乃气虚也，虚则气不能运行，故痰生之。"就是说，肥胖是因为体内多痰湿，痰湿生成又是因为脾气虚弱，使水湿的运化功能减退，从而导致体内湿浊凝聚而成为痰湿。因此，他认为中医减肥就要"补其气，而后带消其痰为得耳"。这就是说，治疗肥胖应该以补益脾气为主，这样才能从根本上消除肥胖。

而月经刚刚结束的这一周，身体相对亏虚，很容易出现气血不足。因此，此时应该多吃些健脾胃的食物，既可补足气血，也有利于身体中"垃圾"的排出，所以是减肥的"黄金时间"。

那么，哪些食物可以帮助我们排除体内的"垃圾"呢？其实，我们平常吃的五谷杂粮大多就有瘦身的效果。中医有"药食同源"的说法，五谷杂粮的药性既可以用来防治疾病，又经济实用，且没有不良反应。《黄帝内经·脏气法时论》中说，"毒药攻邪，五谷为养，五果为助，五畜为益，五菜为充"。意思是说饮食要做到粗细粮、荤素、粮菜的合理搭配才能保证人体健康、精力充沛。可见，五谷杂粮历来就是人们养生的主要食物。

而现代医学则认为五谷杂粮中的膳食纤维，虽然不能被人体消化利用，但能通肠化气、清理废物、促进食物残渣尽早排出体外，这和中医减肥的原理是相通的。

在五谷杂粮中，有一个对瘦身效果很好的食物，就是荞麦。荞麦，在人们的日常生活中常作为主食来食用。但荞麦除了是很好的食物外，还是一种很好的保健食品。《本草纲目》中记载，荞麦具有"实肠胃、益气力、续精神"的作用。荞麦可促进脾胃运化、增强食欲。此外，荞麦还有一个别名叫作"净肠草"，净肠通便的效果非常好，《本草求真》中说荞麦"味甘性寒，能降气宽肠，消积去秽"，又说它"盖以味甘入肠，性寒泄热，气动而降，能使五脏（肠胃）滓滞，皆炼而去也"。可见，荞麦之所以能瘦身，关键在于它能补益脾气。脾胃的运化功能表现之一就是可以"降"，这样就能排除体内的"垃圾"，从而达到瘦身的效果。

除了荞麦之外，红豆和薏米也是五谷杂粮中有较好瘦身效果的食品，而红豆薏米粥也是广为人知的祛湿佳品，但其实它不仅能祛湿，也有减肥的功效。红豆，中医里称赤小豆，《食性本草》中说它"久食瘦人"。显然，这个"瘦人"就是瘦身的意思。红豆性平，味甘酸，可通小肠，具有健脾利水、清利湿热、解毒消肿的功效，《本草纲目》曰："赤小豆，其性下行，久服则降令太过，津液渗泄，所以令肌瘦身重也。"而薏米也是一味很好的健脾利

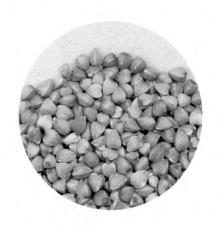

荞麦有健胃消食、止咳平喘、抗菌消炎、降血脂的功效，是瘦身的理想食品。

湿的良药，中医上说，薏米有强筋骨、健脾胃、消水肿、祛风湿、清肺热等作用。如《随息居饮食谱》记载薏米有健脾、益胃、清热的功效。因此，二者合用，能清热利湿，健脾胃，也就能瘦身了。

　　基于现在快节奏的生活，减肥也是力图最简单、最省时、最有效。其实，我们缺少的并不是时间，而是一种平和的心境。都说好身材是女人毕生所追求的，俗语说"只有懒女人，没有丑女人"，我们只要抓住理想的减肥时机，坚持循序渐进，想拥有玲珑的曲线并非难事。

肥胖多是气虚血滞惹的祸，分清原因，花饮让你安全瘦下来

还记得电视和小说里那些爱花吃花的绝世美女吗？她们人比花娇，与花为伴，以花为食，拥有魔鬼般的身材，身上散发着花一般的清香，美丽的肌肤比娇嫩的花瓣还要细致……她们虽是小说人物，但却不仅仅是作者的臆想，事实上，花对瘦身养颜真的有很大的作用。可以说，鲜花不仅好看，而且还是养生佳品，尤其是对瘦身有特别的效果，对于一些比较胖又管不住嘴的女性来说，用花来瘦身是最好不过的选择了。但不同的花还得针对不同的肥胖症型，方可对症下药。

❋ 气虚肥胖——人参花、三七花

生活中常常有一类人，平时体质比较虚弱，易疲劳，虚胖，出虚汗，气短懒言，吃一点儿补品还爱上火，怎么办呢？这种情况下，可以选用人参花或三七花进行调补。人参花气息芬香，味甘微苦，药性平和，有益气生津、补脾益肺、安神益智、美颜养容、强身益寿的作用。三七花在古籍中记载较少，它性微凉，味甘，具有补气养血、活血通脉、镇痛安神、降脂降压等药理作用。因为人参花药性平和，而三七花药性微凉，所以食后很少有人会出现上火的情况。《本草纲目拾遗》中记载："人参补气第一，三七补血第一，味同而功亦等，故称人参三七，为中药中之最珍贵者。"两者的花蕾入药，药性平缓，药价亲民，可以长期服用，既无上火之忧，又可解决虚胖的问题。

小验方：

三七花（人参花）5 朵，龙眼肉 9 克，大枣 6 枚。泡水代茶饮，益气养血。

体质比较虚弱的人可以长服此茶增强体质，还能预防感冒。

❋ 痰湿肥胖——绿萼梅、玫瑰花

所谓"一胖毁所有"。有人说"减肥"是女性朋友的毕生追求。"肥人气虚生寒，寒生湿，湿生痰……故肥人多寒湿。"肥胖的人湿气重，他们会感到浑身沉重、乏力，进而不想运动，逐渐变得懒散。而这样就会导致进一步肥胖，恶性循环就这样开始了。还有一类人进食不多但容易胖，而且面部油光、痰多、胸闷气短、大便黏或不成形、舌苔厚而白。这些人可以服用绿萼梅、玫瑰花帮助减肥。

绿萼梅，性平微酸，有疏肝和中、化痰散结的作用，用于治疗肝胃气痛，郁闷心烦。绿萼梅花色洁白，清香宜人，中医古籍有"助（脾胃）清阳之气上升"的记载，最大特点是理气健脾、舒肝和胃而不伤阴津。

玫瑰花，味甘，微苦，能疏肝和胃，理气解郁。主治胸中痞闷、脘腹胀痛、呕吐少食。清血，促进血液循环，舒肝、和胃、理气，适合脾胃失调且肥胖的女性。有破气行痰、散积消痞之功，治咳嗽气逆胃脘作痛等功效。玫瑰花略微有点儿苦，但香气浓郁，闻之令人忘倦，可镇定心情，消除紧张不安。此外，也有助于缓解压力所导致的腹泻，还有减脂瘦身的效果。

小验方：

肥胖伴有积食——生山楂 9 克，玫瑰花 3 克，开水冲泡频服。

肥胖伴有胃胀痛——玫瑰花 3 克，佛手花 3 克，橘子皮 3 克，煎水，少量频服。

肥胖伴有咽喉中有异物感——绿萼梅 5 克，梅花 5 克，粳米 50～100 克，加水和少量鲜姜汁熬粥。

常饮佛手花茶，让你告别腰部"游泳圈"

　　女人拥有一个好身材，从某种意义上来说比有好容貌更为重要，它是健与美的综合体现。如今肥胖不仅会影响美观，更多地会给生活带来不便，也是患诸多疾病的先兆，衰老的信号。但肥胖也分症型，有的肥胖是实打实的真胖，而有的肥胖却是比较"冤枉"的虚胖。

　　为什么肥胖还分"冤枉"不"冤枉"呢？"冤枉"型肥胖的女性，明明吃得不多，体重也没有多沉，可就是看起来体形特别臃肿，尤其是腰腹部，赘肉多且松，就像套了一个"游泳圈"一样。小腹肥胖是件很让人头痛的事，在现实生活中，不仅仅体重超标的人会有随身携带"游泳圈"的烦恼，就连一些明明看上去很苗条的人也会有小肚子凸出，给人一种"疑似怀孕"的感觉。造成腹部肥胖的原因有很多，如不规律的作息导致内分泌失调、爱吃高热量食品、久坐不运动等。排除先天遗传与药物作用的因素，事实上，从中医理论来说，腹部肥胖往往是由人体一条特殊的经脉——"带脉"堵塞所造成的。人体其他的经脉都是上下纵向而行，唯有"带脉"横向环绕一圈，好像把纵向的经脉用一根绳子系住一样。所以，"带脉"一旦堵塞，就会造成身体多条

女人发胖先胖腰，腰部"游泳圈"是很多女人的噩梦。这时候经常拍打带脉，喝点儿佛手花茶能收到不错的效果。

经络都堵在腰腹处。因此，想要甩掉小腹上多余的肉，首先就得让"带脉"变得通畅起来。

首先，要注意腹部保温，少穿低腰裤、露脐装，以免造成"带脉"瘀堵。中医认为，人体的腹部为"五脏六腑之宫城，阴阳气血之发源"。腹部为阴，所有阴经都要经过腹部，如胆经、肾经、脾经等。如果腹部着凉，很容易就会让带脉变得瘀堵起来，因此，平时一定要注意腹部保暖。除保暖外，还要多做艾灸、揉搓、按摩等保养。因为当人的内在阳气不充足时，必须借助外在力量来补充。想要让堵塞的"带脉"恢复通畅，摆脱肚子上的赘肉，一个行之有效的方法就是经常拍打带脉所在的位置。传统中医理论认为，经常拍打保养带脉有诸多好处。一是有利于脂肪的代谢，减少赘肉的产生，尤其是对于腹部及腰部两侧赘肉的减肥更是有奇效；二是可以增强肠道蠕动，对于便秘的人有很好的通便效果；三是可以让经络气血运行加快，有调经止带及疏肝行滞的作用，可消除诸经在此处的血瘀积热，对于预防和治疗腰部冰凉及酸疼、痛经以及妇科疾病都有帮助。

Tips

"坐"对了也能告别"游泳圈"

挺腰直身端坐可减少腰部赘肉，减肥有时并不像人们想象的那么困难，有些人只要纠正坐姿，收腹挺胸，便能减去一些聚积于腹部的脂肪。随时提醒自己挺胸、缩腹、直腰、坐如悬钟，哪怕是不能始终保持，想起来就做，都有可能让肚子减去两斤或更多累赘的脂肪。

除了腰腹部肥胖之外，有的人久坐会出现下肢水肿的状况，还伴随着面部油脂分泌较多，多汗且黏，面色淡黄且暗，眼泡微浮，容易困倦。这种肥胖在中医里被称为肥胖虚证，也就是大家所熟知的虚胖。

　　"肥者多痰湿"，肥胖多是由痰湿导致。痰是肺、脾、肾运化所产生的废弃物。如果脾和肺的功能下降，水的运化不及时，水停留在了身体的某个地方，就形成了湿。而痰湿就是痰与湿结合在了　起。"流水不腐，腐水不流"，如果水的新陈代谢正常，痰就会随着水被带出体外，水的代谢出现了问题，痰就会与湿结合，形成痰湿。

　　而水在体内的运化又与脾密切相关，因为脾主运化。运化就是把体内吸收的食物变成精微的营养物质和血液化掉。同时，还要把新鲜血液运到全身的每一处。如果不能运到四肢的末梢，那里就会有瘀血、垃圾堆积。所以脾主运化的过程就是清除体内垃圾的过程，也是推陈出新的过程，即用新鲜的气血把沉积的垃圾赶出去的过程。所以，若是运化过程出了问题，那一般就是脾虚了。

　　从根源上说，解决虚胖最重要的就是要健脾祛湿。而佛手花绝对是非常好的选择。说到佛手花，有的人会想当然他认为是佛手瓜的花，其实不然。佛手花是我们说的药用佛手，而佛手瓜是一种蔬菜，没什么药性。

　　佛手花性平，微苦，温，归肝、脾经。能平肝理气、开郁和胃、舒肝健脾，用于治疗肝气不舒、胸腹胀满作痛。而《随息居饮食谱》里面讲到用佛手花泡茶，有消气化痰、消食除胀的作用。取佛手花3克，生山楂15克，荷叶9克，加水煎代茶饮，如果是夏季服用，加一点儿西瓜皮，效果更好。

　　佛手花是祛湿消肿的良药，多吃有助于减肥。但还需注意生活方式上的改变，才能远离肥胖。如坚持运动，多吃清淡食物，不要长时间待在湿气重的环境。还可以通过按摩和艾灸达到健脾胃的效果。平时点按足三里穴，能健脾胃，运化体内水湿；用艾条灸肚脐处的神阙穴，同样有除湿作用。

第十二章

减肥是女人的终身大计，每个年龄段都有减肥烦恼

　　女人的一生就像一朵花，也是遵循着自然规律的，会经历成长——盛开——衰败的过程。在不同的人生阶段，女人有着不同的、别样的美。而保养身材也要因时制宜，不同的时期要采取不同的方法，从青春期到更年期，让你从小美到大，一直美下去。

少女初潮来临，
过度进补，小心变成大胖子

　　女孩成年时生理和心理都会有很大变化，少女一般都会经历月经初潮，并会伴随着轻微腹痛、腰酸、头昏、食欲差等现象，所以有些家长就拼命给孩子补充营养，补到最后孩子开始发胖，甚至营养失衡，导致身体健康也出现问题，有的少女还会因此长痘痘。实际上，初潮来临之后，最重要的是营养均衡，营养不良和营养过剩都是不妥的。

　　营养在孩子的成长过程中是非常重要的，是性发育的物质基础。女性月经初潮是青春期性功能发育成熟的重要标志之一。近年来，女性月经初潮的年龄有逐渐提前的趋势，而初潮年龄的提前受许多因素影响，但与营养条件的改善有密切关系。营养在青春发育中起着重要作用，营养缺乏直接影响性发育，甚至造成发育障碍。因此，青春发育期的女孩子应注意热量的补充，摄取丰富的营养素，保证生长发育的需要，尤其应注意适量的脂肪摄入。经专家研究证实，女孩体内脂肪量达一定程度时，才开始有月经初潮。青春期前后严重营养不良，伴有极度消瘦，或因怕胖过度节食等出现严重营养不良的女孩易出现月经不来、月经推迟、闭经等疾病，影响身体的正常发育。

　　总而言之，营养充足是女孩来月经的基础。但是，在初潮来临之后，过量补充营养造成的营养失调也会带来坏处。比如严重发胖，在青春期，本来体内的各项激素就不稳定，长期摄入高热量、高蛋白、高脂肪的食物及滥用各种营养保健品，都会导致身体发育异常。因此，科学摄入营养是保证正常发育的基础，而不合理的膳食结构、营养过剩会给身心健康带来危害。

女孩子在初潮前后正处于生长发育期，营养的补充是必要的，特别是钙的补充。因为少女时期骨骼处于快速生长阶段，对钙和维生素 D 的需要量相对较高，所以，应特别注意补充钙质。每日喝奶 500 毫升左右，适当多吃虾皮、豆制品、坚果等高钙食物。维生素 D 富含于脂肪含量高的海鱼、动物肝脏、蛋黄、奶油和干酪中，并且这些食品中不饱和脂肪酸、维生素 A 及维生素 E 的含量也相对较高，有利于满足青春期身体快速生长发育对多种营养素的需求。另外，要多晒太阳，多做户外活动，通过接受日光照射，让身体自己"生产"维生素 D，从而促进钙的吸收。除调节膳食营养外，青春期还应注意健康生活习惯的培养，不偏食、不挑食、不食用过多的高蛋白及高脂肪食品，少喝碳酸类饮料及浓茶，因为这些食品都会影响钙的吸收。

此外，少女经期饮食还要特别注意，月经来潮前一周的饮食宜清淡、易消化、富含营养。可以多吃豆类、鱼类等高蛋白食物，并增加绿叶蔬菜、水果的摄入量；要多饮水，以保持大便通畅，降低骨盆充血的程度。而在月经来潮初期，少女常会感到腰痛、不思饮食，这时不妨多吃一些开胃、易消化的食物，如枣、面条、薏米粥等。月经来潮期间会损失一部分血液，因此，女孩子在月经后期需要多补充富含蛋白质及铁、钾、钠、钙、镁等矿物质的食物，如肉、动物肝、蛋、奶等。

天下没有父母不爱孩子，但是对于女孩子，父母的耐心要更足一些。尤其是切忌盲目进补，凡事都要讲究"度"。营养也是一样，过剩了对身体有百害而无一利。

花样女孩，过度节食是最笨的减肥方法

青春期正是爱美的年龄，尤其是女孩子，不管自己是胖是瘦，都高喊着"减肥"的口号，而她们的减肥方法多是节食，控制对各种食物的摄取，有的甚至引发青春期厌食症。爱美没有错，但应该通过科学的饮食和体育锻炼来实现。盲目节食会对身体健康产生诸多不利的影响。青春期是长身体的黄金时期。这个阶段，孩子的生长发育速度很快，器官日趋成熟，机体对各种营养物质的需求要比成人高很多。若是盲目节食，就会使各种营养物质的摄入量减少，满足不了机体生长发育的需求，从而影响身体的健康。

可以说，青春期的少女盲目节食减肥给身体带来的损害是无法估量的。盲目节食可能会导致智力发育障碍。脑细胞的生长发育需要大量的蛋白质，节食会造成体内蛋白质缺乏，使大脑细胞的发育受到影响，会出现记忆力减退、注意力不能集中等现象。

长期节食还会导致月经病的产生，出现月经初潮年龄推迟或月经发生紊乱的现象。少女过于节食，造成营养不良，使雌激素分泌受到影响，造成月经初潮较正常女性来得晚，月经来潮者会发生月经紊乱。另外，还会出现第二性征发育不良，表现为胸部扁平、阴毛和腋毛稀少等。更重要的是，长期过度节食还会打乱少女机体内分泌的调节功能，导致少女出现闭经，严重者可能会影响生育。

长期过度节食还可能导致精神性厌食。长期过度节食，会使食欲减退，最后导致精神性厌食，表现为没有进食的欲望，看见食物就恶心。如果不及时进行强制进食和精神治疗，最后可导致全身营养状况恶化，严重危害身体健康。

各种营养物质不足，机体营养缺乏，可能会导致一系列疾病。比如蛋白质和铁缺乏可引起缺铁性贫血，表现为面色苍白、头昏眼花、神疲乏力、活动后心悸气短等，糖类缺乏可引起低血糖症等。

Tips

健康减肥小常识：青春期减肥过度会导致骨质疏松

脂肪组织中含有的分化能力极强的"间充质干细胞"对青年成长期的骨骼形成具有重要作用。因为骨骼的形成不仅仅由骨细胞参与，肥胖组织中的"间充质干细胞"可能起到非常重要的作用。所以，年轻女性过度减肥，骨骼得不到充分发育，中年以后将会有出现骨质疏松的危险。

青春期过度节食危害多多，所以这绝不是青春期少女该采取的减肥方式。青春期少女应该树立正确的审美观，没必要减的"肥"一定不能减。当然，若是身体太胖也会影响身体健康，对于"超重女"来说，减肥是很有必要的，但要想保持苗条的身材，正确的做法应该是合理饮食，少吃高糖、高脂肪和过于油腻的食物，适当地运动，而不是一味地节食。此外，青春期少女还应该学会自我调节，保持乐观，避免情绪起伏过大。另外，还要注意休息，保证充足的睡眠，以免过度劳累。

青春期的身体健康与否将影响人一生的健康，因而必须在青春期为强健的体魄打下牢固的基础。控制体重最重要的是建立良好的生活方式，采用科学的锻炼方法和正确饮食。适量的运动加上科学的饮食搭配才是正确的减肥方法。正常发育的青春期少女不可为追求所谓的"苗条"而过分节食，否则将悔之晚矣。

"轻熟女"最时尚，
管住嘴 迈开腿，轻松拥有 S 形身材

对于女人，什么样的身材才算是美好身材？完美的胸部，平坦的小腹，性感的美臀，纤细的手臂，有型的肩部线条，还有紧实的背部轮廓！说起来容易，但是对于每个女人来说，这样的身材几乎都是可遇不可求的。先天不够，后天来凑，到底如何才能拥有这样的傲人身材呢？俗话说的"管住嘴，迈开腿"是最有效的方法。

这里的管住嘴并不是单纯地少吃或不吃，而是要优化自己的饮食结构，然后再辅以合理的运动，相信 S 形身材就离你不会远。

✳ 优化你的饮食结构

1. 控制主食和限制甜食

若原来食量较大的话，主食可采用递减法，一日三餐减去 50 克。逐步将主食控制在 250 ～ 300 克之间，如果菜品中有土豆、粉丝等淀粉类的食品，或者每个菜品都用淀粉勾芡，则主食还可以适当减量。主食有麦、米和其他一些杂粮可选用，但食量必须严格限制，养成吃七八分饱的习惯。对含淀粉过多和极甜的食物，如甜薯、马铃薯、藕粉、果酱、蜂蜜、糖果、蜜饯、果汁、甜食，尽量少吃或不吃。

对一些含脂肪过多的食物，如花生、核桃、芝麻以及各种动物油、奶油

和油炸食物也应加以节制。副食可选用瘦肉、鱼、蛋、黄豆制品和含糖分较少的蔬菜、水果等。

2. 多吃富含膳食纤维的食物

纤维能阻碍身体对食物的吸收，纤维在胃内吸水膨胀，可形成较大的体积，使人产生饱腹感，有助于减少食量，对控制体重有一定的作用。人吃含纤维多的食物就能在一定时间内很好地进行消化吸收，而后将废物排泄。吃含纤维多的食物，咀嚼的次数也多，因此进餐速度会减慢，从而使小肠能够慢慢地吸收营养，血糖值不会上升。

由于膳食纤维能促进肠道蠕动，若大量食用，则便秘也自然改善，大肠癌的发病率也会下降。所以肥胖者还是多补充膳食纤维为好。

3. 适量饮水或喝汤

水是人们日常生活中必不可少的。夏季可食用西瓜、西红柿等解渴，还有利尿的效果。过分限制饮水，会使胖人的汗腺分泌紊乱，不利于体温调节，尤其是尿液浓缩，代谢物质不易排净，还会引起烦渴、头痛、乏力等症状。而足量饮水，则可以补充水分，调节脂类代谢。

常喝汤，保健康。喝汤对人体健康大有好处。据研究发现，汤是一种良好的食欲抑制剂。因此，一些肥胖者可以在平时就餐时多喝些汤，以减少主食的摄入量，从而达到减肥的目的。

中年女性吃个八分饱，
远离身材"发福"的厄运

女人从中年开始，新陈代谢能力开始下降，即使和以前吃得一样多，但身材还是很容易走样，腰腹部、四肢、臀部等部位容易堆积脂肪。具体来说，人到中年，卵巢功能下降，激素的代谢开始变化，雌激素会下降，进而导致脂代谢、血脂代谢的能力下降，脂肪代谢的能力下降后，在体内存积的脂肪就会多，就容易变胖。

从中医角度来讲，中年女子肾气虚，肾气不足；到了一定的年龄，脾胃功能也会下降。肾功能是先天之本，脾胃是后天之本，肾功能和脾胃功能随着年龄的增加和人的衰老都会下降。肾功能若是下降，肾的温阳化水的功能就下降了；从脾胃功能不足来讲，脾主运化，脾胃功能下降，就消化不了，如果还像以前一样摄入同样多的食物，脂肪就容易在体内存积。

人到中年，上有老下有小，在单位大都是骨干，压力也大，伏案工作的时间长，运动少，代谢差，这个时候就特别容易发福。所以，在运动量变少和代谢能力变差的情况下，吃得和以前一样多是一定会发胖的。要想身材不走样，中年女性在饮食上营养要均衡，遵循高钙低脂低盐的原则。每日蛋、牛奶、水果不能少，粗粮细粮合理搭配更见效。多喝白开水，少喝饮料。如果细看饮料的成分表，第一位是水，排第二位的就是白砂糖！所以喝饮料补充水分的同时会摄入大量的糖分，对身体有害无益。饿了想加餐，可以在两餐之间吃点水果或奶制品，坚果类也是不错的选择。一日三餐摄入主食的比例是：早餐 35%，午餐 40%，晚餐 25%，晚餐后绝不能进食，以清淡为主，多吃蔬菜和鱼类。到了中年，饮食方面应该有所节制，在保证营养均衡的情况之下，建议吃个八分饱就行了。尤其是晚餐要谨记"三不"原则：不要吃太晚，不要吃太荤，不要吃太饱。

除了饮食方面之外，还要注意多运动。平时要注意进行塑身的训练，走路的时候要收腹挺胸，要通过锻炼来保持肌肤的紧致，以至于不要显得太胖；能走路到达的就不坐车，路远的话可以提前一两站下车步行；休闲时去登山或骑单车郊游，既减肥也有益身心健康；每个星期跳 2 ~ 3 次有氧操或健身舞；跪着擦地板也是锻炼腰腹部的好办法，既能健身又能清洁卫生。适量的运动会让瘦身变得更容易，但过量运动则会起反作用，引起内分泌紊乱或肌肉酸痛，加速胃液分泌，易出现饥饿感，导致体重增加，可谓得不偿失。

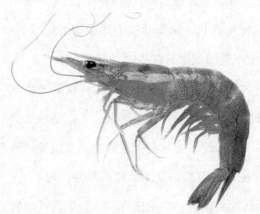

虾含有丰富的钙质，中年女性可以适当多吃。

第十三章

与健康的生活方式做朋友

　　说到生活方式，这涉及生活中的方方面面，不是简单地吃吃喝喝。生活方式健康了，好身材也就在一点一滴中形成了。然而，健康生活方式的养成不是一朝一夕的事。"管住嘴，迈开腿"只是一个方面；乐观的生活态度、甚至我们所交往的人群都会对我们的身材、健康产生影响。

吃不胖的食物和让你一夜变胖的食物

俗话说："民以食为天"，对吃的重视可以说是中国文化中的一个特点。各种眼花缭乱的美食，让人馋得流口水。可是口腹之欲是满足了，问题却随之而来。中国菜讲究色香味俱全，所以一般比较"重口味"，油、盐都比较多，时间久了，就容易带来脂肪的堆积，引起肥胖。

但是，为了减肥，放弃"吃"对很多人来说是一件很痛苦的事情，所以只好在"吃什么"上做文章了。想要通过饮食减肥，除了选择正确的减肥方法之外，还需要选择合适的减肥食物，不然就算是拼命节食，到头来也没有多大的效果，反而还要忍受肚子饿。所以，"吃"对食物很重要。那么，哪些食物能起到减肥的效果，哪些食物又容易让脂肪堆积呢？

✽ 吃不胖的低卡食物

黄瓜

黄瓜是大家非常熟悉的减肥食材，其中含有的丙醇二酸可以抑制醣类转化为脂肪，吃再多都不胖。而且，小黄瓜除了生吃还可以炒食、凉拌或是制成腌制小菜，吃法多样，绝对是减肥瘦身的绝佳减肥食物。

木耳

木耳含有丰富的蛋白质和大量的营养元素，同时还是一种低脂肪、高纤维的减肥食材，除了是素食者的常菜，也是许多人的养生法宝，多吃木耳可以补充每日所需的能量，同时也能有效地抑制热量的摄入，控制体内的食欲细胞，增强饱腹感，是非常好的减肥食品。

番茄

番茄的热量也很低，而且番茄含有大量的水分，吃完之后会有非常明显的饱腹感；同时，番茄除了可以直接当水果食用以外，还可以用来制作各种美味菜肴。不管是番茄炒蛋、蔬菜果汁，还是蔬菜汤等味道都不错。如果减肥期间偶尔嘴馋想吃东西，就可以吃番茄来增强饱腹感和抑制食欲。

菠菜

菠菜的维生素 A 和维生素 C 含量高，而且含有很多矿物质和纤维质，可以使排便更顺畅，如果吃腻了炒菠菜，可以煮个菠菜豆腐汤来搭配，女生尤其可以多吃，不但热量低又能补血补元气。

冬瓜

冬瓜低盐低钠又不含脂肪，也是减肥时期可以多吃的食材。常吃冬瓜可以降火气、利尿，还有解毒的效果。冬瓜的烹调方式有很多，除了可以煮成冬瓜蛤蜊汤，也能煮成甜的冬瓜茶，很适合夏秋季饮用。

竹笋

竹笋的脂肪含量很低，含有大量纤维和水，可以帮助肠胃蠕动，是减肥食谱中常出现的食材。而且竹笋的烹煮方式有很多，可以煮汤，可以凉拌，还可以清炒。

红豆

红豆非常适合女生食用，含有较高的蛋白质，脂肪含量却很低。多吃红豆可以利尿、消水肿，因此，许多人常常把红豆汤当成减肥时的代餐，只要别加太多糖就好，冷、热都很适合食用，还可以和大米一起煮着吃。

豆芽菜

豆芽菜一直以来都以热量低著称，豆芽菜中含有丰富的水分，可以利尿、减少身体脂肪；富含蛋白质、氨基酸等营养素，是减肥时期的绝佳食材，无论是炒豆芽菜还是凉拌，或是煮成汤都很适合减肥者食用。

✳ 让你一夜变胖的食物

罐装咖啡

黑咖啡几乎不含任何热量，但调味罐装咖啡里面却添加了大量的糖和奶精，而这些成分都是有着超高热量的"身材杀手"。添加在咖啡里的奶精不但不含牛奶中的营养素，还会让胆固醇上升。如果只是为了提神，最好还是只喝不含糖和奶精的咖啡，或是改由自己冲泡，用少量的糖和脱脂牛奶来调味，不过，咖啡还是不要喝过量为好。

啤酒

啤酒是以麦芽、大米、啤酒酵母和酿造水等为原料酿造的低酒精饮料。

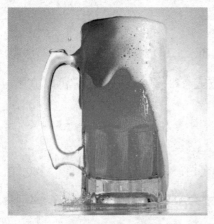

其营养价值高，含有较为丰富的糖类、维生素、氨基酸、钾、钙、镁等营养成分，有"液体面包"之称，适量饮用，对身体健康有一定的好处。但由于啤酒有消暑解热、开胃健脾、增进食欲等功能，因此，常饮啤酒会令食欲大增，对于减肥的朋友来说不是好的选择。

啤酒虽然好喝，但却有破坏好身材的危险。

可乐

可乐含有特殊的咖啡因配方，容易让人上瘾。并且可乐含有超高的糖分，可乐中的糖属于单糖，饮用后这些糖会非常快地被吸收，直接进入血液，血糖迅速升高，会刺激胰岛素无规律地大量频繁释放，促进脂肪合成，最终导致肥胖。可乐中的磷酸会降低体内钙的吸收，所含的咖啡因会使人兴奋、紧张，导致人体睡眠系统紊乱、失眠，最终引发健康问题。所以，可乐还是不喝或少喝为宜。

果汁

有的人不爱吃水果却爱喝果汁，但用果汁来代替水果并不能摄取足够的矿物质和维生素，这是因为水果在被做成果汁的过程中，许多矿物质和维生素都已经流失。而仅剩的维生素 C 也会因为光照的原因而减少，而且大部分的果汁还加了许多糖，而高糖分会让人体发胖。

美味糕点

任何甜品中都含有大量的糖和很多油脂。美味的背后却是高热量的陷阱，而且高油和高糖的食物还会让人快速老化。

忧郁的人老得快，还容易发福

女性，因其天然的性格优势，感情丰富细腻，总是特别敏感，对情绪的感知能力特别强。所以，这也就催生出了一大批多愁善感的"林妹妹"，她们伤春悲秋，一些很小的事情就能引发她们心中的伤感情绪。漫漫忧思无处寄，只得憋在心里，久而久之，皱纹慢慢地爬上了脸庞，身材也开始越来越走样。为什么心情抑郁竟会使人发胖呢？

从现代医学看，抑郁会影响人体内的压力荷尔蒙皮质醇水平。当人心情抑郁时，体内的压力荷尔蒙皮质醇的水平会明显提高，影响内分泌系统，这就是抑郁症患者容易患肥胖症的原因。

另外，长期忧郁伴随失眠，使睡眠不足，会导致体内的瘦素下降，也会使人不忌口，不计后果地贪吃，肯定会造成肥胖。忧郁也会使减肥时多运动、少饮食的计划执行情况大打折扣，再加上抵制不配合、自怨自艾，或没有毅力、中途放弃等，最终使减肥功亏一篑。所以，忧郁易导致人肥胖。如美国著名的莱温斯基就曾经有过忧郁致胖的经历。20世纪90年代，美国白宫发生"拉链门事件"，美国总统比尔·克林顿与白宫实习生莫妮卡·莱温斯基偷情造成绯闻，面临着被弹劾的危险。在与克林顿的绯闻曝光之后，莱温斯基长时间成为传媒焦点，情绪极度低落，整日昏吃猛睡，体重一下子猛增到近200斤，成了一个臃肿肥胖的女人。

忧郁引起肝气郁结，对于肝郁引起的肥胖，可以常揉肝经的太冲穴至行间穴，大腿赘肉过多的人，最好用拇指从肝经腿根部推到膝窝曲泉穴100

次，通常会很痛；另外每日敲打带脉 300 次，可消除"游泳圈"；用拳峰或指节敲打大腿外侧胆经 3 分钟，敲胆经易减臀部、大腿的赘肉；按揉阳陵泉穴 1 分钟，按揉地筋穴 3 分钟，这样肝郁的问题会很快解决。据研究，肝郁也是乳腺增生、子宫肌瘤、卵巢囊肿等许多妇科疾病的主因，还有痛经、黄褐斑、偏头痛等病症也与肝郁关系密切，减肥的同时若能连带预防妇科疾患，那才更有长远的意义。

除了上述办法之外，最重要的就是要保持良好的心境，看待任何事情都要保持乐观的心态，心胸开阔。只有自己从内到外地摆脱忧郁，才能避免忧郁引起的种种不好的结果。另外，玫瑰花是疏肝解郁的圣品，可以常喝玫瑰花茶，不仅养颜瘦身，还能调经。

减肥是一项长期的工程，不能一蹴而就，若是短时间内没有看到效果，也不要心急抑郁，否则容易走入死胡同。减肥也不能要求"变态"的瘦，一切以健康为底线。总之，减肥要结合自己的身体情况，采取科学的方法，最好从肝、脾入手，采用"补"法，增强二者的疏泄功能，而不要一味地"减"下去，以致把自己的寿命也减掉了。瘦也要瘦得健康，瘦得结实，瘦得精神才好。如果减肥减到面色灰暗、浑身无力、没精打采、皮肤松弛，或导致机体功能紊乱的问题，那真是得不偿失。

近胖者胖？肥胖也会传染吗？

听过各式各样的传染病，你可知道肥胖竟然也是会传染的吗？俗话说"近朱者赤，近墨者黑"，难道说还有"近胖者胖"吗？小伙伴肥你也会胖，肥胖也能传染，这听起来似乎有些天方夜谭，可事实确实如此吗？

前不久，美国芝加哥洛约拉大学研究人员对近 2000 名学生进行了调查，发现一个体重超标的学生，如果交了一个瘦朋友，那他日后瘦下来的可能性达到 40%。如果他交一个身材与他差不多的朋友，能够瘦下来的可能性只有 15%。其实，早在 2007 年，哈佛大学医学院也做过类似的研究，研究报告发表在当年美国的《新英格兰医学杂志》上。研究小组对有紧密社会联系的 12067 人，分 3 组进行了 32 年的跟踪调查。结果发现，在固定时间内，如果调查对象的朋友变胖，那么他本人变胖的概率增加 57%；如果调查对象的兄弟姐妹或配偶变胖，他变胖的概率将增加 37% 或 40%；如果他有一个极其亲密的胖子朋友，他变胖的概率会增加 3 倍。

当然，也有相反结果的研究。2010 年美国密歇根大学发布了一个研究结果：如果你有个胖子室友，你变肥的可能性会大大降低。研究对象是 144 名随机安排室友的大学女生。室友体重高于平均值的实验女生，和有苗条室友的实验女生相比，长胖的速度要慢得多。前者平均增重 200 克，后者增重 1000 克。"关键不在于室友的体重，而是室友的行为。"专家说。胖室友更注意控制饮食，锻炼得更勤快，更加倾向于使用减肥药，这会对其他人造成潜移默化的影响。

　　所以，由此看来，朋友肥胖与否不是造成你自己肥胖的主因，生活方式的健康与否才是。若是朋友的生活方式不健康，你很容易受到潜移默化的影响，即使朋友是瘦子也不例外。所以，这就要求我们必须交健康生活方式的朋友。

　　首先是饮食习惯方面，朋友间相互影响很大。比如你身边有个朋友无肉不欢，不吃蔬菜，每次上馆子必点许多荤菜，从不点素菜，你也会多多少少沾染上只吃肉不吃蔬菜的坏习惯。有些朋友还爱劝你："吃吃吃，只要身材不要享受有啥意思。"再比如在家里做饭时，为了顾及朋友的口味，也逐渐养成大鱼大肉的饮食习惯。此外，饮酒在朋友圈中也是具有高度传染性的行为。相反，若是你的朋友注重养生，吃得清淡可口，那么时间久了，你的饮食习惯也会相应地调整。

　　其次是运动方面。肥胖最主要的原因是多吃少动，而一些朋友若是不爱运动，常和他们在一起，也会慢慢受影响。如朋友喜欢看电视、玩电脑、打麻将、坐着聊天等静止性运动，同时还喜欢吃零食，如果你意志不太坚定，很容易受到朋友的影响而发生潜移默化的改变。

　　当然，交朋友不能仅以生活方式为标准，所以，也不用着急跟他们绝交。因为这些因素充其量只能算是外部原因，真正起决定作用的还是自己。如果你坚持自己的健康生活方式，不仅自己不会变胖，说不定还能让一些生活习惯不好的朋友改正过来。

　　想保持好的身材，首先当然要吃得健康。

　　一是选择肉类时，首选鸡、鸭等禽肉，或牛、羊肉，少选猪肉。猪肉美中不足的就是含饱和脂肪酸多。所以，营养学家赞成多吃点鸡肉、鸭肉。当然猪肉并不是不可以吃，只是要少吃。

二是每天要保证 300 ～ 500 克蔬菜（含水果 50 ～ 100 克）的摄入量。蔬菜、水果中除了含有丰富的维生素、矿物质外，还含有丰富的膳食纤维。既可防止便秘，又可减少粪便中有害物质对肠壁的损害，能预防肠癌，还对防止肥胖、改善脂质代谢有益。

三是尽量吃海鱼。海鱼鱼油中含有丰富的不饱和脂肪酸，有降血脂的作用，其中多烯脂肪酸与血液中的胆固醇结合后，能降低血小板聚集，降低血黏度，有效地消除血管内脂肪沉积，是血管"清道夫"。

四是要多吃豆类或豆制品。豆类或豆制品既有助于解决营养不良，补充人体所需蛋白质，又可以预防营养过剩，不像吃肉那样会增加胆固醇。其中，大豆是现有农作物中蛋白质含量最高、质量最好的作物。当然，豆制品嘌呤含量高，如果有痛风病的话就尽量不要吃了。

除了在吃的方面注意之外，还要坚持做适量的运动。只有两手抓，才能保持好身材。

"十胖九湿"，祛湿是减肥的关键

现在自诩"吃货"的人越来越多，三五个好友，在一起聚会除了吃还是吃。时间长了，只好与肥胖为伍。肥胖是大家都能理解的名词，但是单纯性肥胖大家就未必都能理解了。单纯性肥胖是指并非由于其他疾病或医疗的原因，只是因为人体摄入的热量超过其消耗的热量，导致脂肪成分在体内积累过多而形成的肥胖。从中医的角度来讲，内因为禀赋脾虚，外因为过食肥甘、少劳多卧，致脾虚气弱，痰湿内生；或年长肾亏，阴阳失调，痰瘀内积，均可使浊邪内生，壅积体内，而致肥胖。女性单纯性肥胖是各类肥胖中最常见的一种，大约占肥胖人群的 95% 左右。

那单纯性肥胖容易找上哪些人呢？除了有家族肥胖史的人，"管不住嘴"吃得多的人和"迈不开腿"运动少的人占单纯性肥胖人群的绝大多数。

中医认为"肥人多痰湿"。中医所讲的"湿"，与我们平时生活中的潮湿虽然有关联，但本质意义上完全不同。"湿"有外湿和内湿的区分。外湿是由于气候潮湿、涉水淋雨或居室潮湿使外来水湿入侵人体而引起；内湿是因为脾虚运化水湿的功能失常引起的。中医常说，脾有"运化水湿"的功能，若体虚消化不良或暴饮暴食，吃过多油腻食物和甜食，脾就不能正常运化而使"水湿内停"。湿在体内主要有两种表现形式：痰湿和湿热。形体肥胖，口中黏腻或乏味食少，食后腹胀，晨起面部及眼部虚肿、身重怕冷等症状，属于痰湿。而面部发黄发暗，口干、口苦、口中有异味，体味大，性情急躁易怒等症状，属于湿热。

既然知道痰湿是导致肥胖的主要原因，那减肥就得从祛湿入手。祛湿在"衣食住行"方面都需要注意。

1. 衣服要透气保暖

衣服面料尽量选择棉、麻、丝等透气性好的材质，出汗时有利于汗液蒸发，祛除体内湿气。注意保暖，因为"湿"加上寒，不利于水湿在体内运化，更容易在体内停留，时间长了往往会伤及脾胃，加重湿气，恶性循环。

2. 饮食宜清淡

宜选择清淡的食物，忌暴饮暴食和进食速度过快。放慢吃饭速度，不喝冷饮，尽量不吃或少吃各种甜点、糖果、肥肉、膨化食品等。

为了改善体湿，我们可以适当多吃些健脾利湿的薏米、芡实、茯苓、山药、绿豆、赤小豆、红枣、冬瓜、白萝卜、海带等。但是，我们首先要做到的是营养均衡。如果为了祛湿就顿顿吃一种食物，也会打破我们的营养平衡，给身体带来伤害。中国的饮食文化博大精深，祖先们在烹调的过程中自发形成了阴阳调和的平衡，因此，也不必担心因为食材的性味而伤害身体。比如海鲜属寒，理论上湿重体质者不宜吃，但我们在烹饪海鲜时，加上黄酒或者姜片，这些都是性热的，两者相佐就会寒热抵消。"偏寒的食材自会有偏热的来佐它"，任何食材，只要不过量，饮食均衡，都不会对我们的健康造成危害。

多吃瓜类蔬菜、海产品、各种豆类都有不错的祛湿效果。为了改善湿重体质，可以变着花样给自己做早餐，用不同的食材做成豆浆、粥，不仅解决了口感不佳的问题，也在祛湿的过程中获得了更全面的营养。如赤小豆山药薏米粥就不错，取小米、赤小豆、山药、薏米适量，熬粥，每周 1～2 次，有良好的祛湿效果。

此外，还可以用祛湿的食材制成代茶饮，如佛手花茶。佛手花是祛湿消肿的良药，性平、温，微苦，归肝、脾经，能平肝理气，开郁和胃，适用于肝气不舒、胸腹胀满作痛。佛手花泡茶，有消气化痰、消食除胀的作用。夏季可以熬绿豆薏米水代茶饮，利湿祛暑，也可以选择饮用茉莉花茶和绿茶。

节食减肥用水果代替主食是不可取的，因为很多粮食特别是粗粮是有利于祛湿的。过食水果，其中的糖分反而会增加脾的负担。

3. 住所要干燥通风

不宜在潮湿的环境里久留，在阴雨季节要注意避免湿邪的侵袭，不慎淋雨要及时更换衣服，吹干头发。

4. 加强锻炼，多做运动

要加强运动，强健身体机能，天气好时尽量多进行户外活动，以适当出汗为宜。肥胖的人湿气重，他们会感到浑身沉重、乏力，这样就更不想运动，逐渐变得懒散。而这种情况就会导致更加肥胖，恶性循环就这样开始了。因此，要想祛湿减肥，我们就需要让自己动起来，健走、慢跑、各种球类运动、游泳、武术、八段锦、五禽戏以及各种舞蹈，均可选择。适当适度的运动可以促进体内的水循环，达到祛湿减肥的效果。

5. 健康祛湿的小窍门

长期的情绪压抑会让湿气加剧，保持情绪平和极为重要。肝和脾关系密切，肝郁易脾虚。情绪不好的人，会因为肝火过旺而引起脾虚，容易产生湿。保持情绪的平和，选择适当的排遣坏情绪的方法，对身体的调节很有帮助。

泡脚和保暖对缓解湿气重也有一定的帮助。泡脚是为了让体内循环畅通，让水有地方可去。而保暖就是为了避免寒邪入侵。寒气重就会导致瘀滞，水湿会更严重。保暖对于痰湿、湿热的人都是很必要的。

　　湿邪的本性就是黏腻，因此治疗、调理它也是一个漫长的过程。除了改善我们的不良生活习惯，克服不良情绪，还应当选择适合自己的祛湿方法。比如辣椒有化湿作用，但是如果我们的胃肠不能适应，就不能常吃辣的食物。另外，中医说"淡渗利湿"，就是要选择淡味的食物，少吃盐，因为盐中的钠会让水滞留，使其得不到良好的循环。"脾是后天之本"，把脾养好了，不仅可以改变湿重体质，而且对身体各方面都非常有好处。祛湿是一个漫长的过程，但长期坚持下去，一定会有效果。

　　另外，不主张随便选用药物来祛湿减肥，毕竟每一种药物都有一定的副作用，选用不当往往适得其反。

第十四章

运动让你拥有好气色，完美身材练出来

　　生命在于运动，对女性来说更是如此，因为好身材、好皮肤都离不开持久健康的运动。运动能够让气血活动起来，促进新陈代谢，气血活了，气色自然红润，身材也会越来越好。当然，并不是所有运动都适合女性，尤其是处于经期的女性，更需要选择适合自身的运动。女性更适合做一些轻柔舒缓的运动，长期坚持就能练出完美的身材。

经期也可以做的减肥操

很多女性都恪守一个信条，那就是"经期绝对不能运动"。其实经期不是完全不能运动，而是不要剧烈运动。所以，女性经期需要适宜的运动，坚决不运动反倒会使血液不流通，引发痛经。

很多有痛经毛病的女性朋友，每到经期就像是"九死一生"，对什么事都提不起精神。而且大部分人对待痛经的方法就是静卧在床。其实这样的做法对于缓解痛经实在是效果甚微，即使忍过了这一次，当下个月经期来临的时候，依然剧痛难忍。

想要抑制痛经，我们首先要了解痛经的原因。痛经的原因有很多种，但不管是"瘀"也好，"虚"也好，最后都会归结到气血"不通"上去，"不通则痛，通则不痛"。所以，如果经期身体一直保持静止状态，血液循环速度也会随之减慢，不仅不会缓解疼痛，还有可能会加重疼痛。

所以，经期适量地运动是对身体有益的，对于一些没有痛经的女性也是如此。运动可加快血液流动，可延缓卵巢部位的衰老，而卵巢又是女性长葆

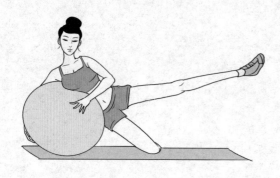

体操、拉伸等运动，都是比较舒缓的运动，适合在经期进行。

青春必不可少的"武器"。那女性经期应该如何运动呢？其实体操是一个不错的选择，而体操中的伸展运动又是上佳之选。

伸展运动对于经期的女性来说有助于促进身体血液循环，缓解经期给女性带来的疲惫感。还可以缓解身体内部的血块瘀结，特别是子宫和阴道部位，经期子宫内膜脱落形成经血，而伸展运动能使经血得以顺利排出。还可以伸展从背部延伸到腿部的肌肉，进而促进骨盆的血液循环，改善血液不足的情形。

而不同的痛经症状可以采取不同的体操方式。一种是子宫后倾后屈型痛经患者。这个类型的痛经患者，应作膝胸卧位，即身体俯卧式，两膝屈曲成直角，每日 1 次，每次 15 ~ 20 分钟，坚持练习可以改善子宫的位置，防治痛经的发生。对于一般的痛经患者，可以脸向上，平躺地上，手平放在身体两侧，膝盖曲立起来；腰部用力上挺，同时深吸一口气停顿 5 秒钟，再呼出气，同时腰部放松恢复到平躺的姿势。以上两个步骤重复 10 次。这样腹肌和盆底肌肉可以得到一定的收缩和舒张，有利于经血的排出，以缓解经期的不良生理反应。

此外，还可以辅以扭腰等动作。很多人在经期的时候会有腰酸背痛的现象，导致工作生活都受到影响。腰酸背痛的原因是子宫内部发生了变化，以及经期血流不通导致的。我们可以经常扭一扭腰部，缓解一下酸痛感。

还可以按揉一下脖子部位的大动脉，这样可以增加脑部的供血量。女性经期容易情绪低落，脑部供血不足会加重这种消极情绪。所以，我们可以经常按揉脖子部位，增加脑部供血，以活跃神经，带来正面情绪。

散步："百练不如一走"，走走也能瘦

人类花了 300 万年的时间从猿进化成为能够站着走路的人。可以说，人的整个身体结构是最适合步行的。有一种说法——最好的运动是步行，是很有道理的，而对于女性来说也恰是如此。

女性在排卵前和排卵期间，体内的雌性荷尔蒙水平升高并达到峰值，因为人的膝盖内有能感受雌激素的神经末梢，而雌激素会减弱韧带的功能，因此膝盖容易受伤。所以，女性在排卵期间及月经期间都不宜进行剧烈的体育运动。如果是膝关节不好的人，还不宜进行爬楼梯、登山等膝关节压力较大的运动。而健步走对于女性来说是最适合的运动。在月经期可以适当降低步幅放慢速度，减轻运动强度，改健走为散步。散步可以让体内的气血动起来，是最好的养生方式。人体下肢运动可以增加下体的活血能力，有助于经血的排出，甚至可以缓解痛经。

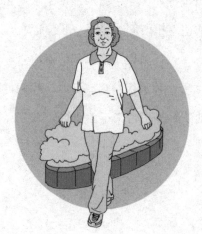

散步是一项老少皆宜的运动，散步的同时也在"散心"。

散步，就是随便走走，没有什么约束，随心所欲，既可以放松身心，又可以接触大自然，因此，散步也能"散心"。

散步的时候，运动量虽然不大，效果却非常明显。作为人们平常放松心情的一项运动，散步可以让人脑皮质的兴奋、抑制与调节过程得到改善，从而收到放松心情、镇定情绪、舒缓疲劳、清醒头脑的作用，因此，很多人都喜欢用散步来调节情绪。一般精神舒畅的人，月经也会比较好，不会出现肝气不舒造成瘀滞堵塞的状况。

散步还可以加强心脏功能和燃烧脂肪，所以散步还有减肥的功效。相比于跑步，散步时由于心率更低，使得脂肪供能比例更高，所以更容易减掉脂肪，散步对关节损伤小，几乎不消耗肌肉，更不与增肌冲突。散步适合久坐不运动人群和肥胖的人群。对于上班族来说，长期坐在办公室，平时不注意锻炼身体，身体的经络很容易僵硬，全身会有小疙瘩，也很容易发胖。如果坚持步行，不仅可以消除疙瘩，还能起到减肥瘦身的作用，一举两得。如果你每天下班后步行半个小时，就会发现全身心都能得到放松。

此外，散步也是一种生活的境界。尤其在夏天，天气比较炎热，人的心情、情绪也会受到影响，容易上火，常常表现得很烦躁，遇到一点小事就生气动怒，而在这个时候适当运动可以有效疏解人们的心理压力，消除不良情绪的刺激，减轻肝脏的负担。若是不顾自己的身体强行做一些高强度的运动，则很容易中暑，这样也就适得其反，非但难达到强身健体的效果，还会使身体受到伤害。具体而言，不适当的运动会使人体大量出汗，使得体内水分流失，电解质的分解出现紊乱，造成大量能量消耗，最终使肝脏藏血不足，血虚了，月经自然就会不顺畅。所以，在进行体育锻炼的时候，应结合自己的身体状况，多做一些运动量适当的活动。

✳ 为了健康，散步也要遵循一定的原则

首先，在最佳的时间展开运动。通常来说，散步的最佳时间是在晚饭后1小时。因为晚饭后1小时，大概在 19 ～ 21 点，人体的各项机能处于比较平稳的状态，全身血液分配均衡，最适合散步。再加上吃完晚饭后，体内脂肪增加量达到最大，而此时散步就能够很好地燃烧脂肪。

其次，运动强度因人而异。总体原则是每次运动完之后，以稍微出点儿汗但又不会感到疲惫为易。如果能光着脚散步，特别是在铺有卵石的路面上散步，效果更好。这样做相当于进行了脚底按摩，既能刺激脚底穴位，又可以起到保肝益阴、舒筋活血的作用。

俗话说"百练不如一走"，道出了走路的养生健身减肥的作用。总之，经常进行走路锻炼，可以活动筋骨关节，疏通经络，调和气血，起到调肝健脾、养心宁神的作用。

慢跑，促进气血循环，但也要选对时间

作为当下最流行的有氧代谢运动之一，慢跑十分有益身体健康。慢跑是锻炼心脏的好方法，对心血管也大有好处，可以有效预防冠心病、高血压、动脉硬化等常见疾病的发生。坚持慢跑还可以锻炼呼吸功能，增加吸氧量，为我们进行其他运动打好基础。

尤其对于女性来说，这种强度小但持续时间长的慢跑可以改善呼吸、顺畅气血，对腹肌、盆腔肌交替收缩和舒张起到有利作用，还可以减轻经期子宫的压迫感与疼痛感。

坚持慢跑不仅可以加快身体的新陈代谢，增加能量消耗，促进体内多余物质和毒素的排出。通过慢跑，还可以大大提高心脏的供血量，使血压和心率渐趋稳定，从而使人体的活动能力得到提升。同时，适度的慢跑还可以抑制紧张激素的分泌，同时释放让人感觉轻松的"内啡肽"，让人精神振奋，心情愉悦。心情好了，就减少了抑郁和愤怒，减轻了悲伤和忧愁，也就无需肝脏来疏泄。肝气舒畅了，血行自然也就顺畅了。

既然慢跑有这么多的好处，那我们在慢跑的过程中应该注意些什么呢？

大多数慢跑者习惯于在早晨锻炼，其实，一天中最适合运动的时间在 17 点到 18 点之间，因为此时人的体温最高。当然，我们并不是一定要在这个时间段做运动。毕竟，对于都市上班族来说，此时正是忙碌的时候，有的正在加班，有的正在匆匆忙忙往家赶，让她们在这个时间做运动，非常不现实。这类人群最好能够避开饭前半小时、饭后一小时以及睡觉前一小时进行锻炼。如果已经养成了晨练的习惯，坚持下去就可以了，没必要改成晚练。

慢跑的时间够不够取决于自己的实际情况。初跑者或者很长时间没有进行体育锻炼的人群，一开始每次的运动时间最好控制在 10 ~ 15 分钟之内，中间可以有一个快走的过程。慢跑的时间可以在一个月内逐步提升到每次 40 分钟以上。一般来说，平均每周至少锻炼四次，才能让心肺功能逐步提高。

我们知道，任何事情都是过犹不及，运动量过大当然也会使身体不舒服。想要知道自己运动量够不够，告诉你一个简单的测量办法：运动一段时间后，如果发现自己经常犯困，睡眠质量也不好，表示你的运动过量了，应该尽早加以调整。

在硬地面上慢跑时，每千米两脚要击地数百次，有可能导致足弓下陷、跟腱劳损以及膝部疼痛。所以，在慢跑前我们要做好热身运动，花 10 来分钟做几组拉伸运动，让肌肉关节适应跑步状态，这样可以有效避免运动伤害。慢跑时应穿合适的鞋与宽松的衣服，而且需要良好的健康状况和明确的目的。

慢跑要心情放松，身体放松了跑，也要把握好节奏，保持正确的姿势。虽然跑步的动作简单，如果姿势不正确，不但达不到理想的健身效果，还有可能会给身体带来损害。因此在跑步时，全身肌肉要放松，呼吸要深长，缓缓而有节奏，宜用腹部深呼吸，吸气时鼓腹，呼气时收腹。慢跑时步伐要轻快，双臂自然摆动。慢跑的运动量以每天跑 20 ~ 30 分钟为宜，但必须长期坚持方能奏效。

跑完后千万不要马上停下来休息。因为跑步使人体全身上下都得到了活动，身体各部位需要慢慢放松下来。建议跑完后慢步几百米，全身彻底放松后，再做一些力所能及的腰、腹、腿、臂的活动，比如慢慢揉捏和敲打腿部和手臂，放松身体肌肉。这个时候做这些运动，也可以让局部脂肪消耗得更快。

没事跳跳舞，气血顺了，拥有前凸后翘好身材不是梦

舞蹈的历史非常久远，古人翩翩起舞以求神明保佑，而且以舞蹈为媒介沟通交流。除了语言之外，恐怕最有效的交流就要数舞蹈了。种种身体语言的组合，构成了不同的舞蹈，也赋予舞蹈多样化的含义和内涵。如今的社会更需要舞蹈来放松心情，锻炼身心，因此，许多追求生活丰富多彩的人们已经意识到舞蹈对于生活的重要性，并且开始整装待发投入到另一种不同的生活中来。那么舞蹈究竟能给人带来什么呢？

✱ 锻炼身心

都市中的职业女性整日疲于奔波，劳累的身体在不知不觉中变得僵硬，肌肉失去弹性，韧带变得紧绷，久而久之疲劳的身躯便有了病发前的征兆，肌肉酸痛，骨骼脆弱等。而身又与心息息相关，谁能在浑身难受的情况下感到开心呢？

舞蹈却能起到调节心情的作用，舞蹈是一种很好的有氧运动，能够对呼吸循环水平的提高有很

跳舞能够放松心情，愉悦身心，长期坚持的话能够起到很好的健身效果。

好的帮助。而且舞蹈还能够给人们带来身心愉悦的感觉，这对于气血的通调功不可没。通过四肢的和谐运动，舒展肢体并且调整自己的呼吸达到健身的效果，通过调整舞姿和呼吸，最大限度地释放人自身的潜能，在释放能量的同时达到锻炼身心的目的。跳舞的好处几乎让人找不到拒绝的理由。而且跳舞能增强血管弹性，减少血管破裂的可能性。你在跳舞的时候，你的血管也在跟着你跳舞，从而使得血管不容易硬化或阻塞。跳舞还可以减少甘油三脂和胆固醇在动脉壁上的聚积，也能减少血糖转化成甘油三脂的机会。所以，常跳舞的人比较不容易得血管方面的疾病。

✳ 交友娱乐

都市女性的生活节奏紧凑，同时又必须承担较大的工作压力。虽然也有健身房这样的去处，不过绝大部分时间是独自一人做运动，比较乏味和孤独，时间一久很可能便没了动力。而舞蹈却不同，舞蹈需要配合和协调，种类丰富，自由度极大。尤其是中老年女性都喜欢跳广场舞，在音乐的辅助下，与众多"舞友"一起舞动，让人身心都放松下来。舞蹈有自身独到的优点，首先是音乐，能够舒缓情绪；其次是全身协调性，大脑和四肢的配合有利于大脑活动，不易得老年痴呆症；再次是从心情上来讲，舞蹈时比较放松和愉悦，人际之间比较和谐。所以，常跳舞的人不容易老，对心肺功能也有好处。

跳舞也是一个入门比较简单的运动，不需要基本功就可以跳起来，有旋律就会有感觉，它能让进入中年和晚年的女性，既具有活力又能达到锻炼的效果。对强健身体，提高身体免疫力，减少疾病，延年益寿也有积极的推动作用。

图书在版编目（CIP）数据

养气血就是养命 / 吴向红著 . -- 南昌：江西科学
技术出版社，2015.12（2023.4 重印）
ISBN 978-7-5390-5438-4

Ⅰ . ①养… Ⅱ . ①吴… Ⅲ . ①补气（中医）– 养生
（中医）②补血 – 养生（中医）Ⅳ . ① R254.2

中国版本图书馆 CIP 数据核字 (2015) 第 303296 号

国际互联网（Internet）地址：http://www.jxkjcbs.com
选题序号：ZK2014176　　　图书代码：D15084-108

监　　制 / 黄利　万夏
项目策划 / 设计制作 / 紫图图书ZITO®
责任编辑 / 魏栋伟
特约编辑 / 陈连琦
营销支持 / 曹莉丽

养气血就是养命

吴向红 / 著

出版发行	江西科学技术出版社	
社　　址	南昌市蓼洲街 2 号附 1 号　邮编 330009	
	电话：(0791) 86623491　86639342（传真）	
印　　刷	天津中印联印务有限公司	
经　　销	各地新华书店	
开　　本	787 毫米 ×1092 毫米　1/16	
印　　张	13.5	
字　　数	100 千字	
印　　数	48001-51000 册	
版　　次	2016 年 1 月第 1 版	
	2023 年 4 月第 8 次印刷	
书　　号	ISBN 978-7-5390-5438-4	
定　　价	49.90 元	